成人・高齢者を対象とした
病気と検査と薬の基礎知識

はじめに

　医学の進歩はめざましく、今日では医学に関する多くの情報が医学専門誌をはじめ、一般の諸分野においても提供されています。最近ではインターネットやマスコミなどから、ある程度の豊富な医療情報を得ることも可能になってきました。そうは言っても、あまりに豊富すぎて戸惑うことも多いのではないでしょうか。

　加齢とともに誰もが病気になるとはいえ、特に成人、高齢者になるにつれて病気になる可能性が高くなることは不可避のことです。病気になると、検査や薬のことが気になります。本書は、**成人・高齢者の方を対象**に、**病気・検査・薬に関して知っておきたい医学の基礎知識**について、高度の内容のものではなく、できるだけ平易な内容にして記述したものです。

　本書の構成は4部に分かれています。まず、病気はからだの状態を示すバロメーターですから、最初に「からだの仕組みと働き」について述べています。次に「疾病についての基礎知識」として、主要な病名については「症状」や「治療方法」に言及しています。特に成人や高齢者を念頭に、「生活習慣病」、「女性の代表的な病気」、「高齢者疾患の特徴」についても触れておきました。また、「臨床検査の基礎知識」では、「主な検査項目の基準値と異常値疾患との関係」を一覧表にし、介護に関する臨床検査についても説明しています。以上の基礎知識をもとにして、「薬の基礎知識」では、薬理作用や副作用、飲み合わせに対しての気をつけるべき事項や記録について述べています。本書の特徴としては、それぞれの部門について、理解の促進を図るために、できるだけ図表を示し、関連する事項については「コラム」を設けていますので、参考にしていただけたら幸いです。

　本書の内容で不足の場合は、他の専門成書を参考にして、より一層の理解を深めていただくことを読者の皆様に希望します。

　本書を編集するにあたって参考にさせていただいた多くの文献、原図などの引用については、その原著者に心から感謝の意を表する次第です。

2013年9月

著者

目　次

Ⅰ．からだの仕組みと働き

1. からだの仕組み ……………………………………………………………… 3
2. 骨格系 ………………………………………………………………………… 9
3. 筋系 …………………………………………………………………………… 15
4. 呼吸器系 ……………………………………………………………………… 17
5. 循環器系 ……………………………………………………………………… 19
6. 消化器系 ……………………………………………………………………… 25
7. 泌尿器系 ……………………………………………………………………… 31
8. 内分泌系 ……………………………………………………………………… 34
9. 生殖器系 ……………………………………………………………………… 38
10. 神経系 ………………………………………………………………………… 40
11. 感覚器系 ……………………………………………………………………… 44

Ⅱ．疾病についての基礎知識

1. 疾病に関する概要 …………………………………………………………… 47
2. 内科系の疾患 ………………………………………………………………… 50
3. 神経・感覚器系の疾患 ……………………………………………………… 80
4. 生活習慣病 …………………………………………………………………… 89
5. 整形外科系疾患 ……………………………………………………………… 96
6. 女性の代表的な病気 ………………………………………………………… 104
7. 高齢者疾患の特徴 …………………………………………………………… 107

Ⅲ．臨床検査の基礎知識

1. 臨床検査による診断 ………………………………………………………… 111
2. 基準値 ………………………………………………………………………… 113
3. 主な検査項目の基準値と異常値疾患 ……………………………………… 113
4. 介護に関する臨床検査 ……………………………………………………… 118

Ⅳ．薬の基礎知識

1. 薬とは ………………………………………………………………………………… 121
2. 医薬品と法令 ………………………………………………………………………… 125
3. 薬理作用 ……………………………………………………………………………… 129
4. 同じ薬物による治療効果の違い …………………………………………………… 132
5. 薬の副作用 …………………………………………………………………………… 133
6. 薬の用い方 …………………………………………………………………………… 134
7. 処方と調剤 …………………………………………………………………………… 136
8. 薬の飲み方 …………………………………………………………………………… 138
9. 薬と飲食物・薬と薬との飲み合わせ ……………………………………………… 140
10. 薬の記録 ……………………………………………………………………………… 149

【付録】薬と健康のことわざの例 ……………………………………………………… 150

【参考文献】 ……………………………………………………………………………… 151
【索引】 …………………………………………………………………………………… 153

I. からだの仕組みと働き

1 からだの仕組み

1. 人体の構造

　人体は、**頭部**、**頸部**、**体幹**、**体肢**に大きく分けられる。頭部は頭と顔に、体幹は胸部、腹部、背部、腰部、骨盤に区別できる（図1、図2）。

　体肢は上肢（上腕・前腕・手）と下肢（大腿・下腿・足）からなり、それぞれ対をなしており、**四肢**とも呼ばれる。頸の後部をうなじ、骨盤の後部をしりという。

　頭部と体幹には、骨と筋肉に囲まれた体腔と呼ばれる臓器（器官）を収容する空所がある。体腔には、頭蓋腔、脊柱管、胸腔、腹腔や骨盤腔がある。

　頭部には頭蓋腔（脳）があり、脊椎の脊柱管（脊髄）に続いている。体幹には胸腔（心

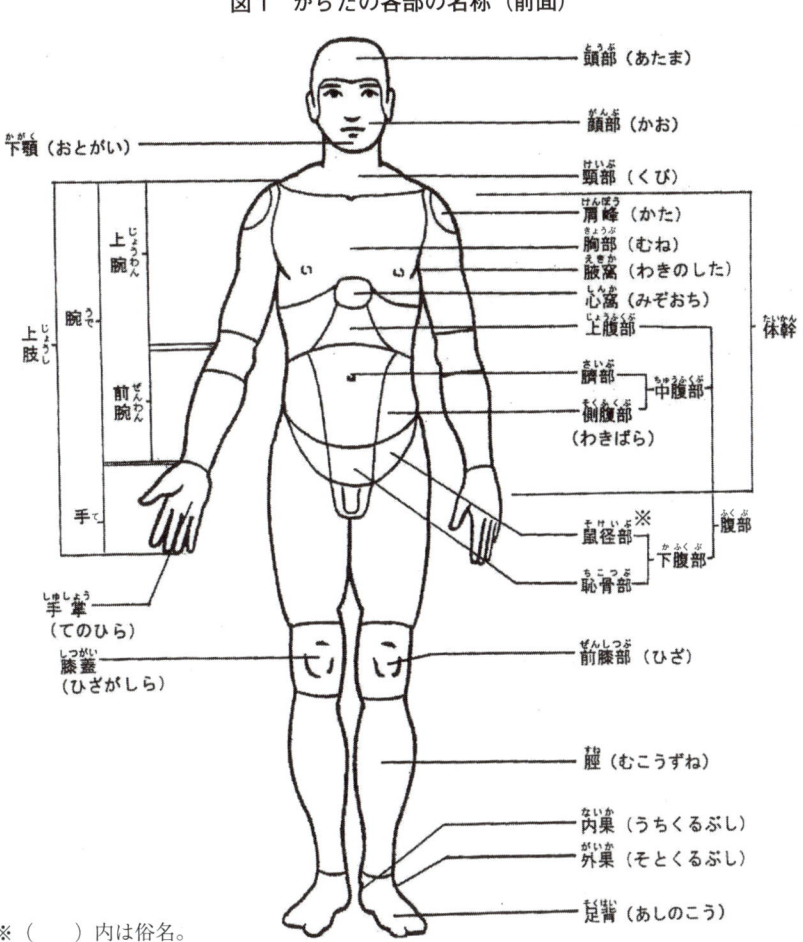

図1　からだの各部の名称（前面）

※（　）内は俗名。
※鼠径（そけい）という名の由来…胎児（男児）期に鼠という精巣が腹腔から陰のうへと
　下降していった径（道）であるということから、この名がある。
（出典）高野長男、1994、『からだの地図帳』、講談社。一部改変。

4　Ⅰ．からだの仕組みと働き

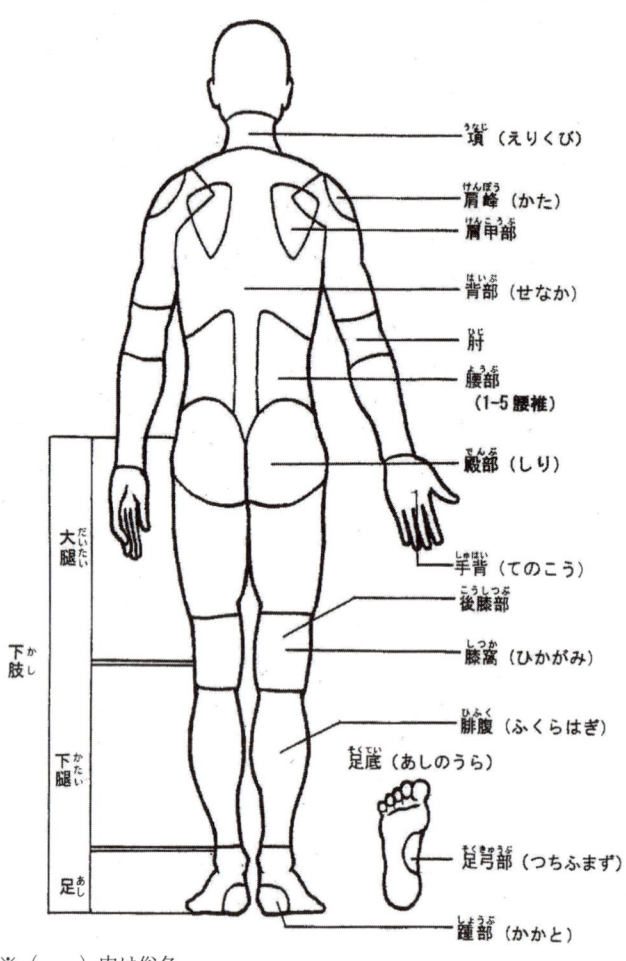

図2　からだの各部の名称（後面）

※（　）内は俗名。
（出典）高野長男、1994、『からだの地図帳』、講談社。一部改変。

臓、肺、大血管、気管、食道など）と、腹腔（胃、小腸、大腸、肝臓、膵臓、脾臓など）があり、胸腔と腹腔は横隔膜（横紋筋でできたドーム状の隔壁）で仕切られている。腹腔の下部を骨盤腔（直腸、膀胱、子宮、卵巣など）と呼ぶ。なお、腹腔の後側を後腹膜腔と呼び、腎臓や大血管などが収容されている。

2．人体の各部位の位置と方向

　全身あるいは人体の各部位の方向や位置を示すのに、いくつかの用語が用いられている。人体に互いに直交する平面を考え、このうち人体を左右に切る面を正中面、上下に切る面を水平面、前後に切る面を前額（頭）面と呼ぶ。なお水平面は無数に存在し、CTスキャンは水平面で切られている。
　人体をちょうど左右2等分に分けた真中を正中（線）という。正中面はただ一つしかな

1 からだの仕組み 5

図3 人体の方向を示す用語

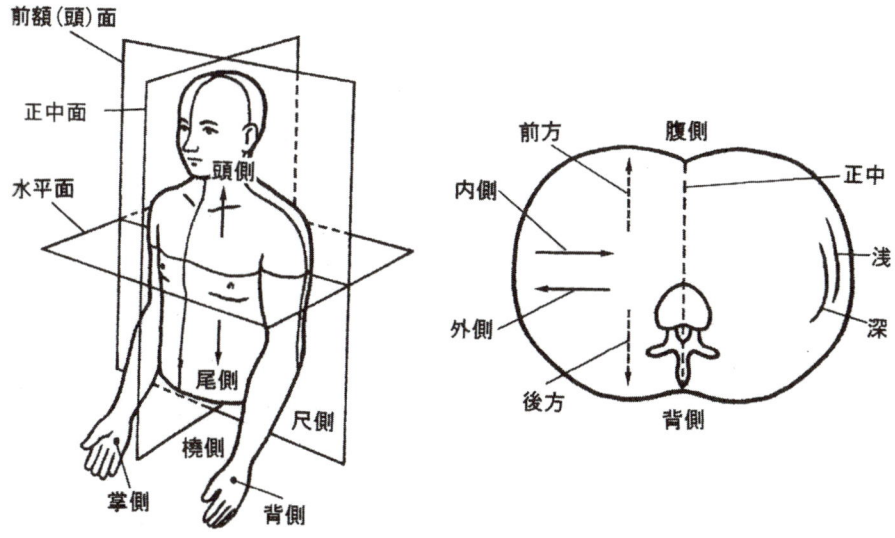

(出典) 永田英二、2004、『解剖生理』、23, 24頁。ヘルス・システム研究所。

い。次に方向を示すときに、正中面に近い方を内側、遠い方を外側、体肢の体幹に近い方を近位、遠い方を遠位、下方を尾側といい、さらに、人体または臓器の表面に近い位置を浅、人体または臓器の表面から遠い位置を深と表す（図3）。

体肢の方向を示す用語

- **橈側と尺側**：前腕で母指側を橈側（外側）、小指側を尺側（内側）という。
- **腓側と脛側**：下腿部で母趾側を脛側（内側）、小趾側を腓側（外側）という。
- **掌側と手背側**：手の前面の手掌の側と後面の手背の側。
- **底側と足背側**：足の裏（足底）側と足のこう側。
- **両側性**：二側いずれの側にも存在する場合。目、耳、肺、腎臓、卵巣など。
- **片側性**：一側だけに存在する場合。肝臓（右側）、胃（左側）など。
- **反対側**：逆の側にあるもの。肝臓と胃は逆の側に存在する。
- **側副性**：主となるものに沿って存在するもの。
- **吻側**：頭部において鼻に向かう方向。

3. 細胞

　人間のからだは200種類以上、60兆個の細胞でできており、**細胞**は人体の構造上および機能上の単位である。人間の細胞の基本的な構造は、外側は細胞膜で包まれ、細胞内は遺伝子を入れた核とその周りの細胞質からなり、両者をつくる物質を原形質という（図4）。核は赤血球などの核を持たないものもあるが、通常、1個の細胞に1個の核を持ち、核の主な成分は**染色体**である（図5）。

　染色体は、人間の場合その数が46本あり、2本1組の対をなしている。したがって人間の細胞のなかには23対の染色体が存在することになる。このうち、22対（44本）の染色体は男女に共通していて常染色体と呼ばれ、1-22番までの番号がつけられている。常染色体は、両親のものと形も大きさも同じである。残りの一対は男性か女性かをきめる染色体で**性染色体**といい、男性ではXY、女性ではXXの構造をしている。

　生殖細胞である精子と卵子には、半数の23本の染色体しか存在しない。この半数の染色体しかもたない精子と卵子が受精し、2個の生殖細胞が合体し、1個の細胞（受精卵）になると合わせて46本の染色体になり、対をなして23対になるという仕組みである。

　染色体には遺伝に関係する情報を持つＤＮＡ（デオキシリボ核酸）が含まれ、染色体の上に一定の順序で規則正しく並んでいる。一方、細胞質には、酸素を使ってエネルギーをつくるミトコンドリア、タンパク質を合成するリボゾーム、分泌顆粒の合成にかかわるゴルジ体、細胞内の不要物を消化するリソゾーム、ステロイド合成や細胞内の物質輸送、分解、解毒作用などを行う小胞体、細胞分裂のときに働く中心小体など種々含まれている。

図4　細胞模型図

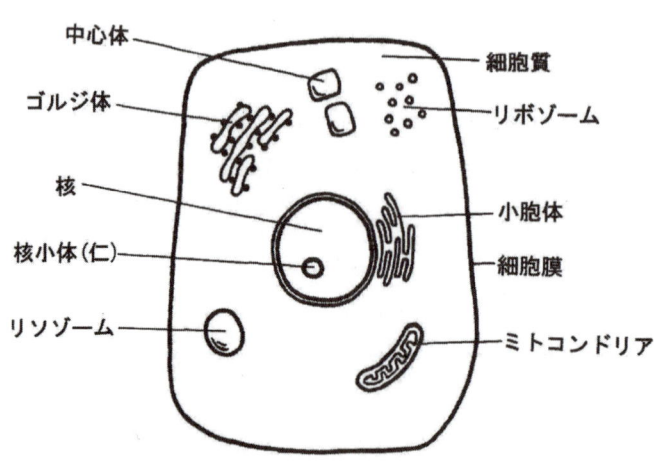

（出典）福祉士養成講座編集委員会編、2000、三訂版『介護福祉士養成講座　⑩医学一般』、中央法規出版。一部改変。

図5 ヒトの細胞の染色体

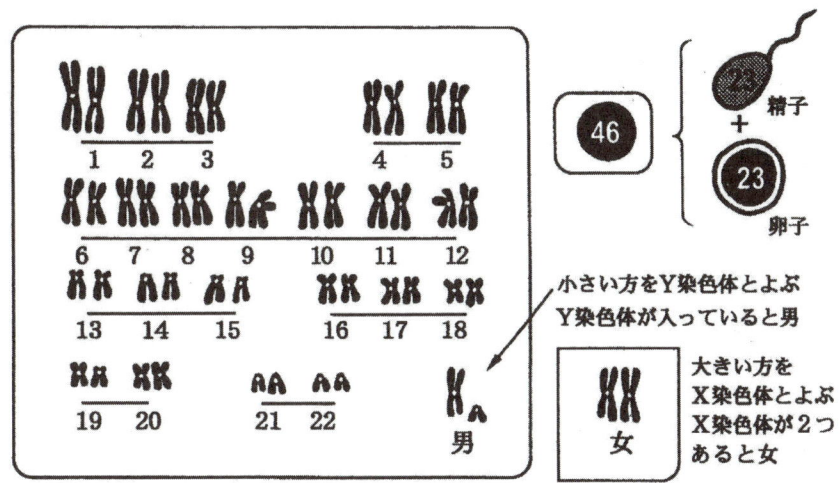

(出典) 木田盈四郎監修、1984、『ぼくの手、お茶碗タイプや』、121頁、三省堂。

4. 組織

(1) 上皮組織

人体を覆う皮膚や粘膜がこれに属する。また、消化器や血管の内壁、気管粘膜や肺胞も**上皮組織**からなる。

(2) 支持組織

各部、各器官をつなぎ合わせて支え、組織や細胞の間を埋め、結合する役割を持つ組織である。**支持組織**は、細胞と細胞間質とで構成され細胞間質の占める割合が大きく、細胞間質は線維と無定形の基質とからなる。

基質は流動性や固形性などを有する膠質状からなり、その性状によって結合組織、軟骨組織、骨組織、血液、リンパに分けられる。結合組織は全身に広く分布し、組織の隙間を埋め、器官の被膜、靭帯、腱などを形成している。

(3) 筋組織

筋組織は細長い筋細胞（筋線維）の束から構成される組織で、細胞質内に筋原線維がよく発達し、筋の収縮作用にあずかっている。

(4) 神経組織

神経組織は神経系を構成する組織で、神経機能を営む神経成分（神経細胞とその突起で

ある神経線維）と支持成分（神経細胞の核周部を覆う細胞と神経線維を包む細胞）から構成される。神経組織は脳と脊髄からなる**中枢神経**と、中枢神経とさまざまな臓器・組織を連結する**末梢神経**に分けられる。

5. 個体の構成

　細胞は**個体（人体）**の基本単位で、同じような形態や働きをする細胞同士が集まって生体に必要な基本的な働きをする組織となる。次に、いろいろな働きをする組織がいくつか集まって協同して一定の形をなし、ある特有な機能を営む器官をつくる。例えば、脳、口腔、食道、肺、心臓、胃、腸、腎臓、肝臓、脾臓、子宮、膀胱などは、器官である。器官は連携して系（システム）をつくり、生命を支えるのに必要な働きを分業している。

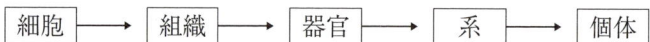

身体を構成する器官系

内臓系（臓器）
- 呼吸器系 ― 空気中の酸素を取り込み二酸化炭素を吐き出す。
- 循環器系 ― 栄養や酸素、代謝物質を運搬。
- 消化器系 ― 食物を消化・吸収。
- 泌尿器系 ― 不要になった老廃物を体外に排泄。
- 生殖器系 ― 子孫を残すための種の保存。
- 内分泌系 ― 神経とともに全身の統合・調節をする。

神経・感覚器系
- 神経系 ― 生体が受ける情報を伝達・判断して調節を行う。
- 感覚器系 ― 外界のさまざまな刺激を受け取る。

運動系
- 骨格系 ― 骨は体の形をつくり、内臓を入れて保護し、筋と協同して運動を行う。
- 筋系

2 骨格系

　人体は、通常 206 個の骨によって構成されており、それぞれの部分に適した形、大きさ、組み合わせで体の構造を支えている（図6）。

図6　全身の骨格

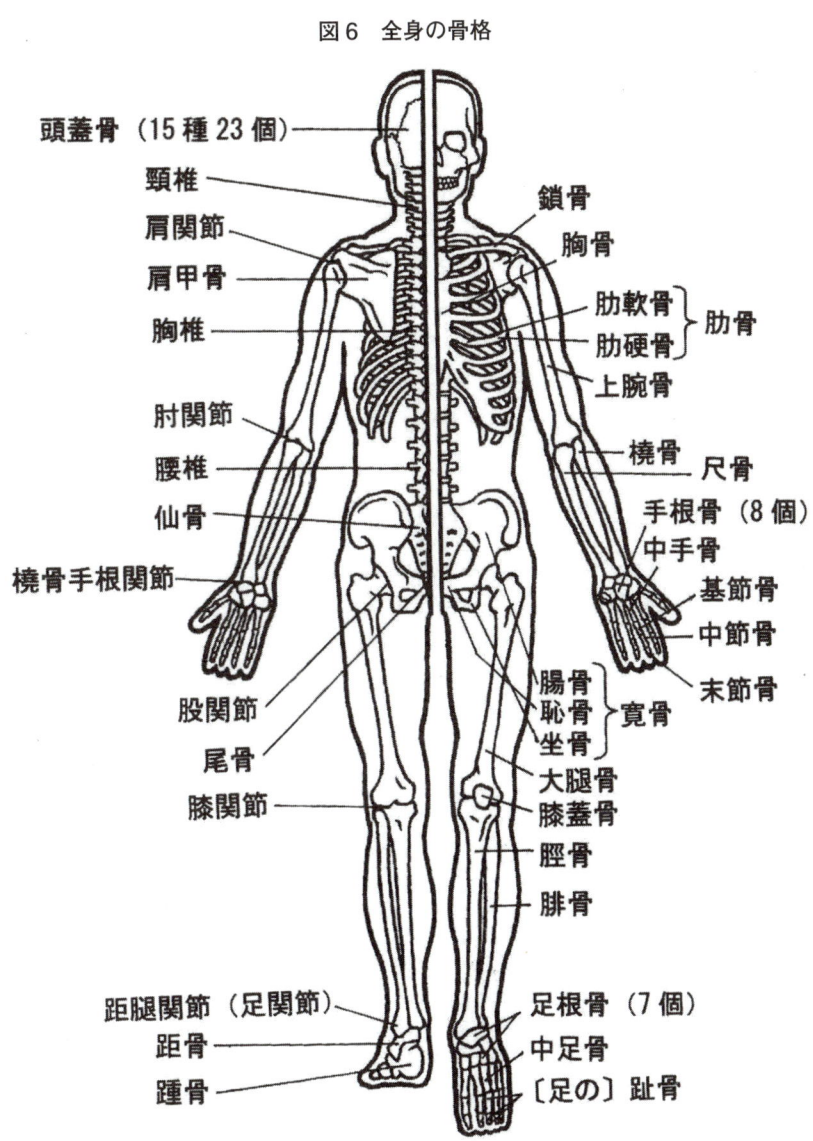

（出典）厚生省健康政策局指導課監修、1991、『救急救命士標準テキスト』、へるす出版。

1. 骨の種類

骨には長骨（大腿骨、上腕骨など）、短骨（手根骨など）、扁平骨（頭頂骨など）、含気骨（上顎骨など）、不規則骨（椎骨など）の種類がある。

(1) 頭蓋

頭部の骨格である**頭蓋**は、脳や目、耳、鼻といった感覚器を保護する大切な役目を果している。この頭蓋は、脳を収納する脳頭蓋と、感覚器を収納する顔面頭蓋とに分けられる（図7）。なお、頭蓋骨の下面は脊柱に連結する。

また、頭蓋の骨は、ジグソーパズルのような波形の線で組み合わせられており、この組み合わせの線を**縫合線**と呼ぶ。頭蓋の骨がこのように複雑な縫合部によって結合されているのは、内部のやわらかい脳をしっかりと保護する目的のためである。

しかし、生後まもない赤ちゃんでは、頭蓋骨が縫合していないので、頭頂部の前後に、泉のわきでるような感じで動脈の鼓動を触知することができる**頭蓋泉門**がある。

頭頂部の前には**大泉門**、後には**小泉門**があり、大泉門は満2歳で閉鎖し、小泉門は約半年で閉鎖する。一方、頭蓋骨の中で前頭骨、上顎骨、蝶形骨などには一部が厚くなっている部分があるが、これらは内部が空洞になっており頭蓋全体の軽量化を図っている。これに対し側頭骨は衝撃を受けた場合、他の頭蓋骨に比べて骨折の危険が高い。

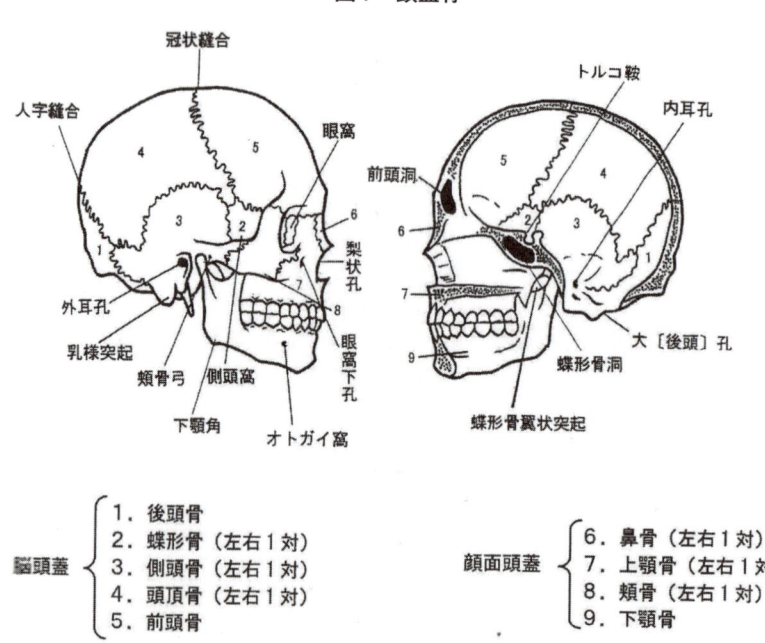

図7 頭蓋骨

（出典）厚生省健康政策局指導課監修、1991、『救急救命士標準テキスト』、へるす出版。

(2) 脊柱

　人間の脊柱を正面からみると真っすぐだが、横からみるとSの字に曲がっている。二足で歩行する人間は、重い頭（体重の約10分の1、成人：約5〜7 kg）を支えるために脊柱がバネの仕組みを持っている。さらに脊柱は、脳中枢と全身の筋肉や臓器をつなぐ主要な情報網であり、運動の制御センターである脊椎神経を保護する大事な役目を担っている。

　このことから、激しい運動や事故で脊柱を痛めると、全身あるいは下半身の運動機能が損なわれることが多い。特に頸椎が欠けたりしても神経に触れ、軽症でも指先がしびれたりする。脊柱の椎骨は、円柱状の椎体のうしろにある椎間孔をアーチ状にかこむ椎弓よりなる。椎間孔は上下に連なり、脊髄を通す脊柱管をつくる。このように脊柱は、椎骨がつみかさなってできている。成人では脊柱は26個の椎骨からなる（小児では33個）。

　これらは頸椎7、胸椎12、腰椎5、仙骨（5個の仙椎からなる）と尾骨（4個の尾椎からなる）各1個である（図8）。椎体の間には椎間（円）板が入っている。脊柱の運動性は頸部で大きく、腰部がこれにつづき胸部では小さい。

(3) 体幹

　左右12対の肋骨により胸骨（1個）と胸椎（12個）が連結し、胸郭をつくる。

図8　脊柱の左側面

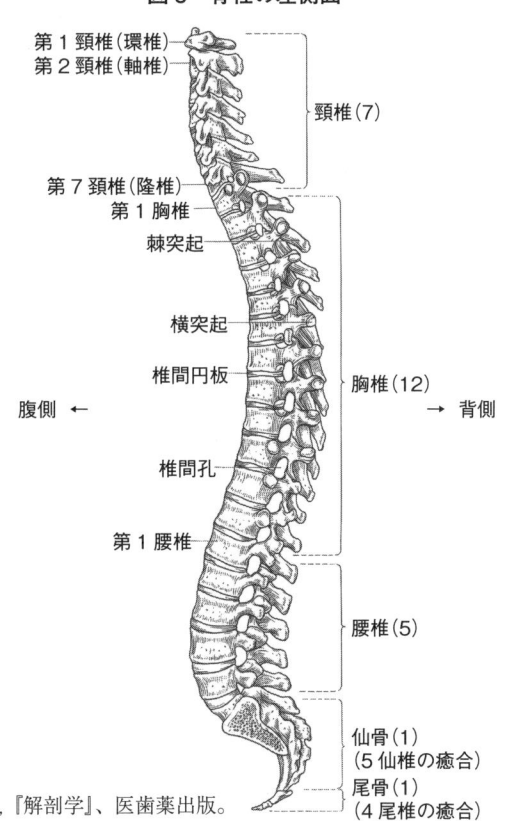

（出典）河野邦夫他、1999,『解剖学』、医歯薬出版。

(4) 四肢

上肢骨は、上肢帯骨（肩甲骨と鎖骨からなる）と自由上肢骨［上腕骨、前腕骨（橈骨と尺骨）、手根骨、中手骨、指骨からなる］によりつくられる。

下肢骨は、下肢帯骨（寛骨）と自由下肢骨［大腿骨、下腿骨（脛骨と腓骨）、足根骨、中足骨、趾骨からなる］によりつくられる。

寛骨は腸骨、坐骨、恥骨の3つの結合した骨。仙骨と尾骨と連結して骨盤をつくる。

2. 骨の働き

骨には生体を支持し、体内の臓器を外力から守る支持作用と保護作用さらに関節運動作用があるが、骨髄で行われる**造血作用**（新生児では全身の骨の骨髄で血液が作られるが、成人では椎骨、胸骨、肋骨で作られる）も重要な働きである。加齢につれ赤い骨髄（赤色骨髄）の細胞がだんだん脂肪の細胞におきかわってしまう。この脂肪骨髄は黄色みを帯びており黄色骨髄といい、造血作用は失われる。

骨は、関節軟骨に覆われた関節面を除き、骨膜につつまれる。筋、腱、靭帯を付着する場所では、厚さを増す。骨膜には、血管や神経が豊富に分布し、痛みを感じやすい場所として知られている。骨髄腔の中には多くの血管が入り、豊富な**血管網**をつくる。さらに骨の外層にはカルシウムやリンなどの無機塩類が蓄えられており、体が必要としたときには血管を通じて供給される。

以前から、妊産婦は胎児の骨をつくるために、カルシウムを多くとる必要があるといわれてきたが、平成17（2005）年4月、食事摂取基準の変更により、厚生労働省の指導が変わった。その理由は、妊婦がカルシウムを多く含む食品を多く食べても尿で排泄される量が増え、妊婦の骨量減少は防げないことなどが分かった。また、食事で多くとっても母乳に含まれる量が増えるわけではないという。

したがって、妊娠中毒症の人などを除いて妊娠・授乳期にカルシウムを多くとっても意味がない。カルシウムをたくさん摂る必要があるのは、むしろ妊娠の前と授乳期間終了後が良いと厚生労働省は強調している。また、骨の内部が中空で特殊な力学的構造を持っているため、丈夫で軽い性質を有している。

3. 骨の連結

骨の連結の仕方には、**不動結合**と運動性のある**可動結合（関節）**とがある。

(1) 不動結合

頭蓋骨のように、線維性結合組織で結合されているまったく動かないものと、椎体や肋骨のように軟骨で結合されている少しだけ動くものとがある。

(2) 可動結合（関節）

関節とは、2個またはそれ以上の骨と骨が結合している部分のことを指す。関節は**靭帯**（関節の周囲にある紐状または帯状の結合組織。弾力線維からなり関節補強と運動制限をなしている）によって、しっかりと固定されている。

関節の骨の端には筋肉の一端の腱（筋肉を骨に結合する線維性組織の束）が付着しており、この腱を伸縮させることで、関節は動かされる。

また、関節を構成する2つの骨のうち、一方が関節頭、他方が関節窩をなしている。両者の間には狭い関節腔があり、中に少量の滑液を入れている。

関節は袋状の関節包に包まれ、その内側に滑膜という膜があり、この膜から**滑液**という液体が分泌され、関節の動きの潤滑油の役を果している（図9）。膝に炎症が起こると滑液は増加する傾向があり、この場合、いわゆる"水が溜まった"と表現することがある。

図9　関節の構造（膝関節）

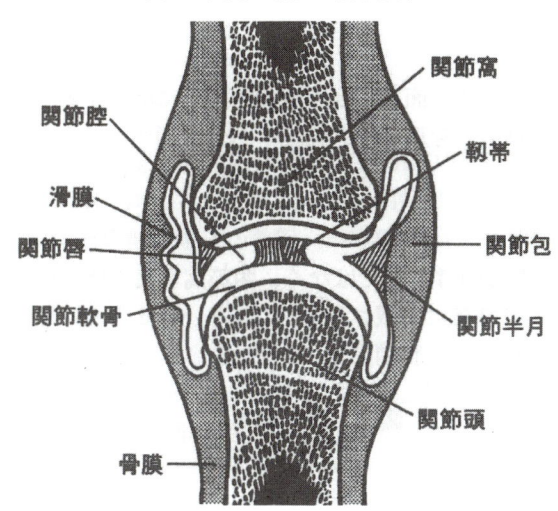

（出典）山本敏行他、1988、『新しい解剖生理学』、南江堂。

4. 関節の種類

2つの骨からなるものを単関節（肩関節、指の関節など）、3つ以上の骨からなるものを複関節（肘関節、膝関節など）という。関節の運動は、主として関節面の形状によって規制される。

5. 関節の運動

生体での関節運動はきわめて複雑であるが、基本的な動きは次の3種である（図10）。

（1） 屈曲と伸展

両骨の間の角度が小さくなるのが屈曲、大きくなるのが伸展である。例えば、肘関節では前腕と上腕の前面が互いに近づくのが屈曲、遠ざかるのが伸展である。肩関節では上腕の前方挙上が屈曲で、後方挙上が伸展である。

（2） 外転と内転

身体の前後に向かう軸を関節の運動軸とする運動で、その運動は前頭面内で行われる。

外転は体幹より遠ざかろうとする動きで、内転は近づこうとする動きである。例えば、肩関節では上肢の側方挙上が外転、内方に向かうのが内転である。

（3） 内旋と外旋

内旋は身体の前方に向かうある部分が内方に向かい、外旋は側方に向かう。例えば、肩関節では肘関節を曲げずに前腕を前に突き出した位置から、前腕を外側方に移動させるのが外旋、前腕を内方に移動させるのが内旋である。

関節の運動には、以上の他に上肢の回内と回外、足の内反と外反などがある。

図 10　関節の運動

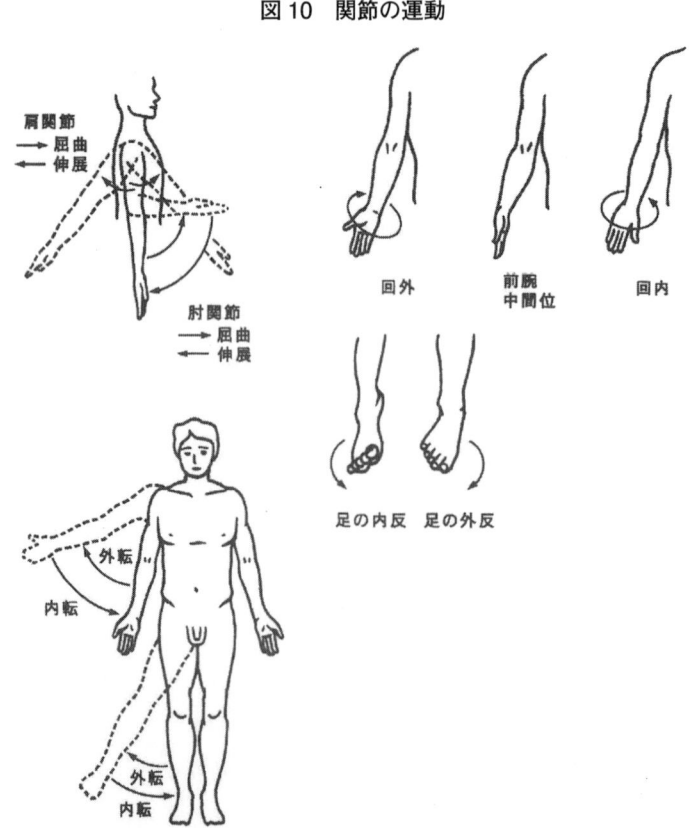

（出典）永田英二、2004、『解剖生理』、ヘルス・システム研究所。

3 筋系

筋系は筋肉からなり収縮して運動を起こす（図11）。筋肉は腱を介して骨格に付着し、中枢神経が関与し体を動かし、また自律神経の働きにより内臓を動かす。

1. 筋の種類

筋には**骨格筋**、**心筋**および**内臓筋**がある。顕微鏡で観察すると、前二者には細かい横縞があるので横紋筋と呼ぶ。これに対し、内臓筋にはこれがないので平滑筋という。骨格筋は随意に収縮できるので**随意筋**、心筋と内蔵筋は**不随意筋**と呼ばれる。

2. 筋による運動

運動は骨格筋の収縮により行われる。筋が協同して一つの運動を行うとき、これを**協同筋**（協力筋）という。例えば肘関節を屈曲させる場合、主力筋である上腕二頭筋と協力して、その目的を果す上腕筋（上腕二頭筋と上腕三頭筋の間に存在する筋）が協同筋である。一方、この肘関節の屈曲の際、上腕二頭筋は収縮するが同時に上腕三頭筋は伸展する。このように2つ以上の筋が互いに反対の作用を行うとき、これらを**拮抗筋**という。

3. 主な筋の名称と作用

(1) 頸筋

胸鎖乳突筋（側頸筋）…側頸部にある強大な筋で、頭を動かす重要な筋。

(2) 胸筋

① 大胸筋…上腕の屈曲、内転、内旋に係る。
② 小胸筋…呼吸補助筋として働く。
③ 鎖骨下筋…胸鎖関節を保護する。
④ 前鋸筋…肩甲骨を回す運動に係る。

(3) 腹筋

① 腹直筋、外腹斜筋…体幹を前に曲げるときに働く。
② 内腹斜筋…体幹をまわし、側に曲げるときに働く。

(4) 背筋

① 僧帽筋…背中を覆う菱形の扁平な筋で、その形がカトリック僧の頭巾に似ているこ

16 Ⅰ．からだの仕組みと働き

図11　筋系

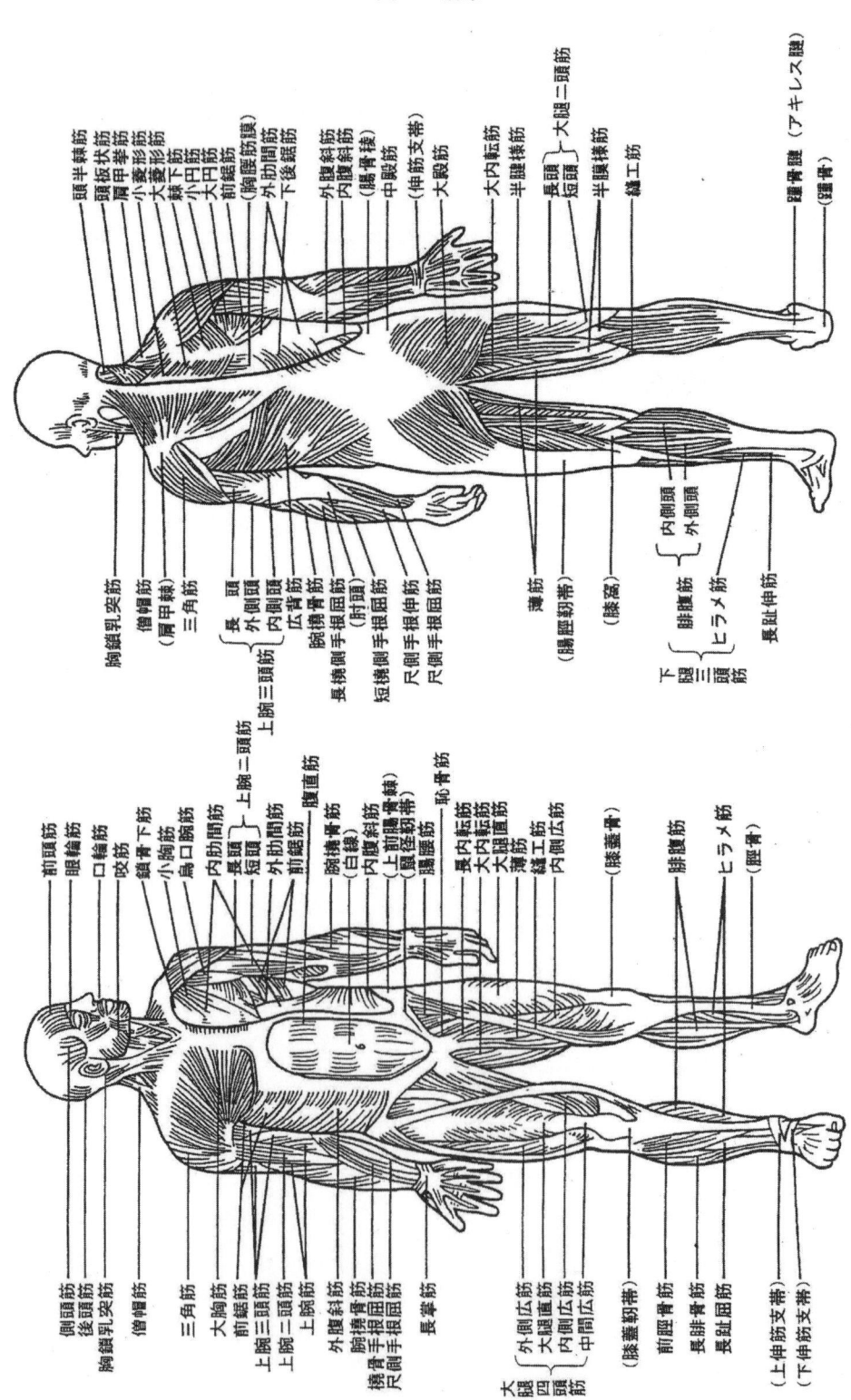

（出典）厚生省健康政策局指導課、1991、『救急救命士標準テキスト』、へるす出版。

とからその名がある。**僧帽筋**は私たちが立っているとき、あるいは腰をかけて仕事をしているときに、重い頭を一定の角度に保つ首筋の筋肉の主役として働くとともに、肩甲骨が背中から浮かないように体幹に固定する働きをしている。腕全体の重さを支えたり、床においたものを持ち上げるときに主として働くのも僧帽筋である。僧帽筋は、肩こり（頸肩痛）が起こる場所とほぼ一致しているから、肩こりと最も関係の深い筋だと考えられている。

② 広背筋…背中から腰にかけて広くひろがる、三角形の大きな板状の筋。上腕の内転、さらに上肢を背部に回すように働く。背中を手でかいたり、排便後に肛門をふいたり、水泳でクロールのストロークを行う場合に**広背筋**が働く。

(5) 上肢の筋
① 三角筋…肩から上腕の上部にかけてまるみをつくる強大な筋。上肢の外転、屈曲、伸展に係る。
② 上腕二頭筋…前腕の屈曲、回外に係る。
③ 上腕三頭筋…前腕の伸展に係る。

(6) 下肢の筋
① 大殿筋… 股関節や膝関節を動かし、直立歩行に欠かせない働きをする。
② 大腿四頭筋、大腿二頭筋… 膝関節の屈曲、伸展の働きをする。
③ 下腿三頭筋（腓腹筋、ヒラメ筋）…かかとを上げる働きをする。

4 呼吸器系

呼吸器系は**気道**、**肺**、**胸郭**からなる（図12）。

気道は鼻腔、咽頭、気管およびその分岐からなる。気管が分岐を25回ほど繰り返すと、その終末は袋状となる。これが**肺胞**である。この部分で肺毛細血管内の血液との間でガス交換が行われる。肺は左右にあり、左肺は上葉と下葉からなり、右肺は上葉、中葉、下葉からなっている。肺の外側の表面は、薄い滑らかな胸膜で覆われている。この胸膜を肺側胸膜（臓側胸膜）といい、胸腔の内面をおおっている胸膜を壁側胸膜という。

肺側胸膜と壁側胸膜の隙間を**胸膜腔**という。この胸膜腔には空気がなく、胸膜腔内の圧は外気圧（大気圧）より低くなっているため、陰圧になっている。肺はこの陰圧で引っぱられていることでその形を保っており、この陰圧のために、肺は胸腔内で膨らんだり縮んだりができ、呼吸が行える。

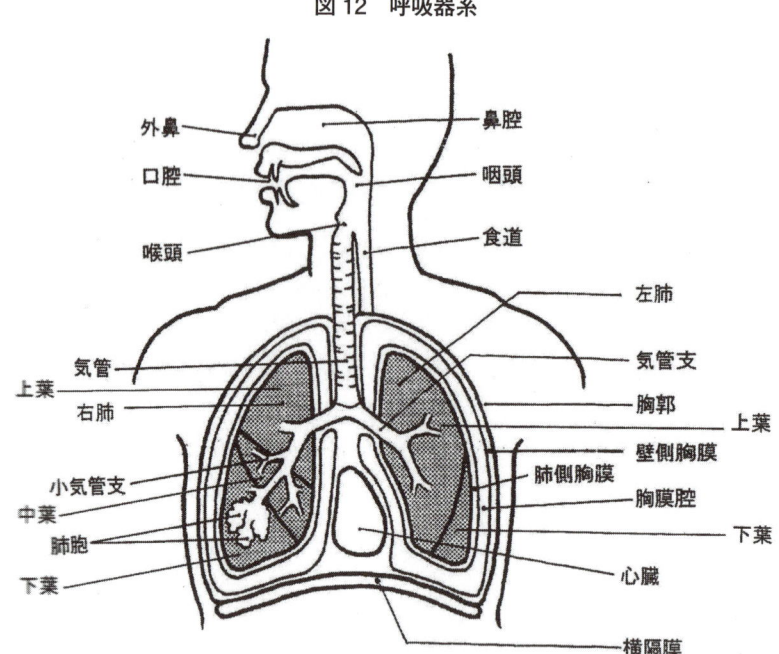

図12　呼吸器系

（出典）岸清他、1995、『解剖学』、医歯薬出版。一部修正。

1. 呼吸の生理

　からだの各組織が活動し、生命を維持するためには、酸素が不可欠である。この酸素を外部から取り入れ、一方、物質代謝の結果生じた二酸化炭素を排出するガス交換の働きが**呼吸**である。呼吸には空気中の酸素を血液に取り込み、血液中の二酸化炭素を排出する外呼吸（**肺呼吸**）と、からだの各組織に運搬された血液の中の酸素が組織に入り、二酸化炭素が血液中に排出される内呼吸（**組織呼吸**）がある。一般に呼吸といえば前者を指し、呼吸器系が関与している。なお後者は、主に循環器系の働きによる。

2. 呼吸運動

　肺には自動能力はなく、横隔膜と胸郭（12対の肋骨と12個の胸椎、1個の胸骨からなる）による呼吸運動によって呼吸が行われる。安静呼吸で、主に胸筋の働きにもとづく胸郭の運動による呼吸を**胸式呼吸**といい、女性に多くみられる。

　横隔膜の働きを主とするときを**腹式呼吸**（息を吸うとき、おなかをふくらませ、息を吐くときは、おなかをへこませる呼吸。少ないエネルギーで効率のよい呼吸ができる）といい、男性に多くみられる。深呼吸では、このような差はない。

　呼吸運動は延髄にある呼吸中枢によって自動的に調節されているが、随意的、意識的にも調節が可能である。安静時には毎分15〜18回の呼吸が行われている。

5 循環器系

　血液や体液を輸送する系を循環器系という。これは**心血管系**と**リンパ系**からなる。前者には心臓と血管、後者にはリンパ管、リンパ節、脾臓（胃の左はしに接し、ヘソの左うえ、心臓のやや下にある。古くなった赤血球を破壊するほか、リンパ球を産生している）および胸腺（⑧内分泌系を参照）が属する。

1. 心臓

(1) 心臓の構造と循環器系

　心臓は胸腔の中にあり、左右の肺にはさまれ、約3分の2は正中線より左側に位置する筋肉の袋状の臓器で、全身に血液を送るポンプの役割を果す。これは、左右の心房と心室、これらに連結する4本の血管［**大動脈**（全身に血液を送る血管）・**肺動脈**（肺に血液を送る血管）・**大静脈**（全身を回った二酸化炭素を含む血液が通る血管）・**肺静脈**（酸素を含む血液が通る血管］からなる（図13、14）。

　また、血液を一方向に流すため、大動脈弁（左心室と大動脈の間にある弁）、肺動脈弁（右心室と肺動脈の間にある弁）、僧帽弁（二尖弁ともいい、左心房と左心室の間にある弁）、三尖弁（右心房と右心室との間にある弁）という4つの弁がある（図13）。

図13　心臓と血液循環

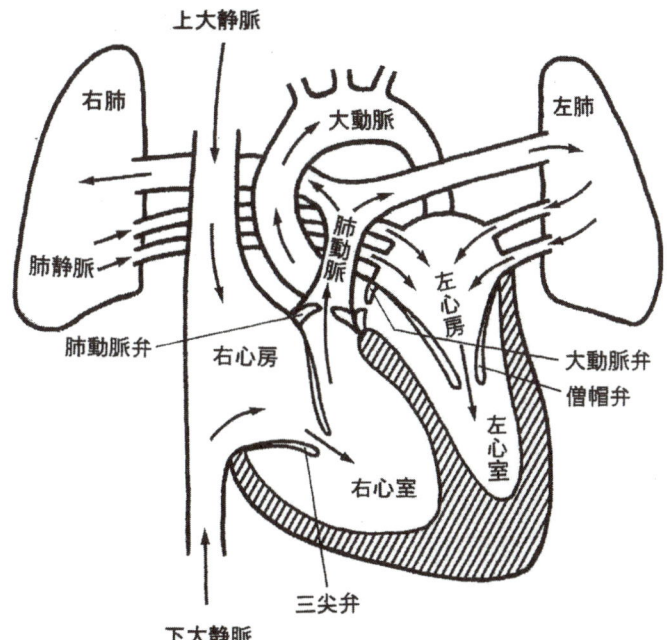

（出典）福祉士養成講座編集委員会編、2000、『前掲書』、19頁、中央法規出版。

図14 血液の流れ方

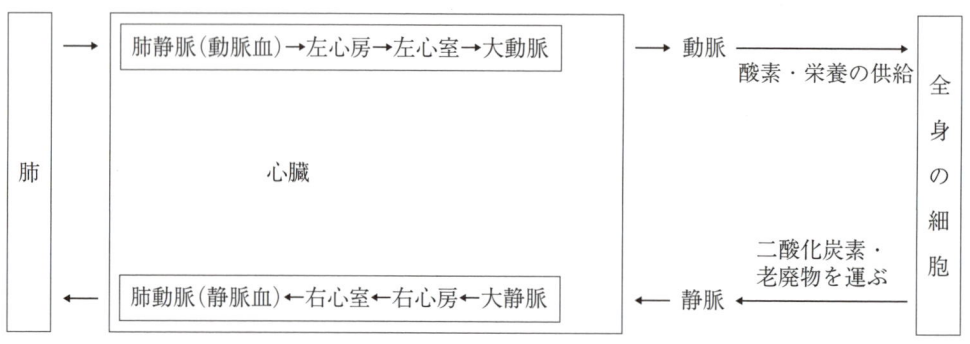

(出典) 山田正明、2010、『医療事務専門職のための医学知識―病気と検査と薬―』、28頁、ダイエックス出版。

　心臓の左心室から押し出された血液は、大動脈、動脈を通って、全身の細胞に酸素や栄養を送り、二酸化炭素や老廃物を運び出す。全身を巡った血液は、静脈、大静脈を通って心臓へ戻り、右心房、右心室を経て、肺に送られ、二酸化炭素と酸素の交換を行い、再び左心室から全身に送り出される（図14）。

　なお、運んでいる血液の種類に関係なく、心臓から出る血液を運ぶ血管はすべて"**動脈**"と呼び、心臓に帰ってくる血液を通す血管を"**静脈**"と呼んでいる。大動脈から全身を回って右心房へ戻る血液の循環経路を**体循環系**という。また、肺動脈から肺に入り、左心室へ戻る系を**肺循環系**という。全身に血液が1回に循環するのに、約60秒（1分）かかる。

コラム1　動脈血と静脈血の色

　動脈血は多くの酸素を含んだ鮮やかな赤色、静脈血は二酸化炭素を多く含んだ比較的暗い赤色（赤紫色）をしている。

(2) 心臓の拍動と刺激伝達系

　心臓は心臓の筋肉、すなわち心筋が強い規則正しい収縮と拡張を繰り返すことによって、全身に血液を送り出すポンプの役割をして、血液循環の原動を与えている。心臓は、右心房の上部にある洞結節の筋細胞が自ら動くことによって電気信号を生み出し、この信号が心筋に伝わって拍動する。

　洞結節から出た電気刺激によって左右の心房の筋細胞が興奮し、心房は収縮する。さらに、洞結節から出た電気は房室結節で中継され、ヒス束→右脚・左脚→心室へと送られる。その電気刺激によって、心室全体の筋細胞が興奮して心室の収縮が起こる。心臓は電気刺激によって拍動している（図15）。この電気信号を体外から感知することを利用し、体表に電極をおき、心臓の活動時に生じる電気的な変化（活動電位）を波形図に記録するのが**心電図検査**である。

図15　心筋の刺激伝導系

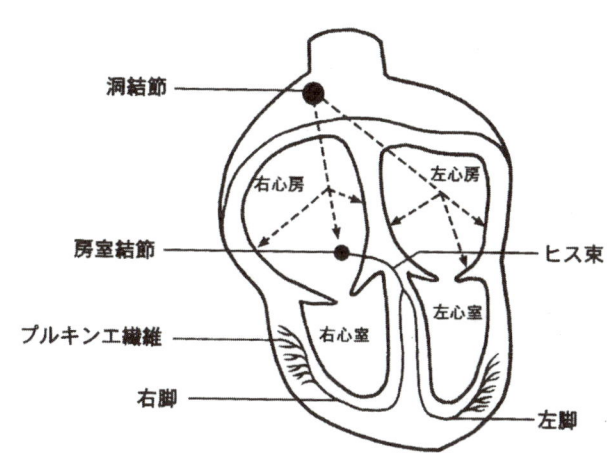

（出典）奈良信雄、1998、『病院検査のここが知りたい』、羊土社。改変。

(3) 血圧

　心臓を基点とした血液循環は、心臓が収縮と拡張を繰り返すことで持続されている。血液が動脈の血管壁に与える圧力を**血圧**という。

　心臓が収縮すると、心臓内の血液が動脈に送り出され、心臓が拡張したときに、静脈から心臓内に血液が入ってくる。心臓が収縮するのに伴って、動脈の血管壁に圧が加わる。これが**収縮期血圧**で、一方、心臓が拡張したときでも、なお血管内にこもっている圧が**拡張期血圧**である。一般に、収縮期血圧は、上の血圧とか最大または**最高血圧**と呼ばれ、これに対し拡張期血圧は、下の血圧とか最小または**最低血圧**と呼ばれている。なお、血圧は、「血流量（血管を流れる血液の量）」と「血管の抵抗」で決まる。

2. 血液

　体内には、細胞内にも細胞と細胞の間隙にも**水分**がある。これら体内の水分を一括して**体液**という。体液とは、細胞内の水分（細胞内液）、と、細胞の外にある水分（細胞外液）を指す。細胞外液は血液の液体成分である血漿、リンパ液（リンパ）、組織間液（組織の細胞と細胞との間隙にある水分、組織液ともいう）に分かれる。人体は、成人の場合、その60％が体液（水分）であり、細胞内に45％、細胞外に15％の割合で存在する。

　組織間液（組織液）は血液の液体成分（血漿）が毛細血管から露出したもので、細胞間にあって細胞の環境をつくっており、その一部はリンパ管に入って血中に戻る。体液は体内を循環して、細胞に栄養素や酸素を補給し、細胞から不要物を運び出している。

　体液の比率は乳幼児では70％と多く、高齢になると50％と減少する。乳幼児は代謝が活発であり、多くの水分を必要とするため、少しでも水分が不足すると体液のバランスが崩れてしまう。一方、高齢者では、加齢とともに徐々に代謝が衰え、体内に貯えられている水分も必要最小限であるため、少しの水分不足が大きな障害となってしまうことがある。

人間の全血液量は、体重の約13分の1に相当する量を占めている（全血液量＝体重×1/13（0.08）、体重50 kgの場合の血液量は、50 × 0.08 = 4ℓ）。その血液は、細胞成分である赤血球・白血球・血小板および液体成分である血漿からなる（表1、図16）。

表1　血液の構成と働き

	名称	大きさ（μm）	数（1 μℓ 中）	働き
血球	赤血球	7〜8	450〜500万	ヘモグロビンを含み酸素を運搬
	白血球	5〜25	4000〜9000	生態防御に関係（食菌、免疫）
	血小板	2〜3	13〜35万	止血（血液凝固）に関係
血漿		血液の全重量の約55%で、水が90%以上。タンパク質などを含む。		

図16　血液の成分

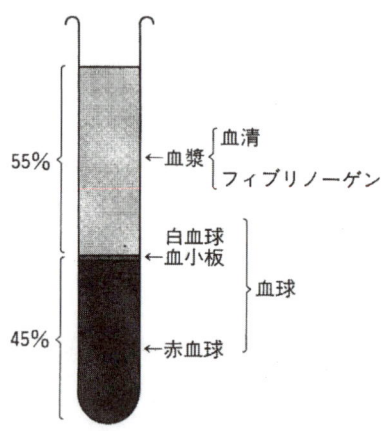

コラム2　生体における水の役割の例

1. 多様なものを溶解（消化吸収の促進）。
2. 老廃物を尿として排泄。
3. 発汗による体温調節。
4. 毒性物の希釈と中和。
5. 循環血液量の維持。
6. 生体内の化学反応に関わる。

コラム3　軟体動物と甲殻類の血液

　イカ、タコなどの軟体動物、エビやカニなどの甲殻類には、宇宙から侵略してきたエイリアンのグリーンならぬ青い血が流れている。これはヘモグロビンの代わりに銅を含む「ヘモシアニン」という色素が血液中に存在しているためで、これが青く見えるのである。

> **コラム4　皮膚の外から静脈の血管が青く見える訳**
>
> 　血管の壁と皮膚を通して血液を見るために、ほんとうの暗い赤色より青く見える。特に光が皮膚を通過するときに、皮膚に含むメラニンという色素が影響するといわれている。酸素をたくさん含んだ血液が流れる動脈は、皮膚から離れた深いところにあるため見えない。

(1) 血球

　赤血球は、酸素を運搬する血色素（ヘモグロビン）を有する。ヘモグロビンは、ヘムという色素とグロビンというタンパク質からできている。ヘムの色素のおおもとになるのは鉄で、ヘム鉄といわれている。このヘム鉄が酸素と結んで赤血球が体の中を循環する。

　白血球は、細胞形質中に顆粒のある顆粒球（好中球・好酸球・好塩基球）と、顆粒のないリンパ球と、単球（血管から組織に出るとマクロファージと呼ばれる）に区別される。顆粒球と単球には食作用があり、体内に侵入した細菌などをとり込むので、細菌感染があると増加する。リンパ球は免疫担当細胞でＴ細胞とＢ細胞があり、異種タンパクを認識したり、記憶したり、抗体を産生したりする。

　血小板は、血液の凝固に欠かせない働きがある。これらの血球は骨髄でつくられるが、リンパ球は主にリンパ節・胸腺・脾臓でつくられている。

(2) 血漿

　淡黄色の血漿（けっしょう）は大部分が水で、少量のタンパク質、ブドウ糖、脂質、ホルモン、ビタミン、各種電解質（Ｎａイオン（ナトリウム）、Ｋイオン（カリウム）、Ｃｌイオン（クロール）、HCO_3イオン（炭酸水素））などが含まれている。血漿はスポーツドリンクの内容にソックリである。血漿から繊維素原（フィブリノーゲン）を除いたものが**血清**である（図16）。繊維素原は血液の凝固に関与する。血漿量と血漿の水素イオン濃度（pH = 7.35～7.45：弱アルカリ）を維持することは、生体にとって非常に重要である。正常値の血液は、pHが7.35～7.45の弱アルカリ性に保たれている。

(3) 血液の凝固

　血管が傷ついたりして**出血**が起こると、血液中の血小板が結晶中に溶けている**血液凝固因子**（表2）と呼ばれるタンパク質のうち、Ⅲ、Ⅴ、Ⅶ、Ⅷ、Ⅸ、Ⅹ、Ⅺ、Ⅻの因子の働きかけで、これらのタンパク質が連鎖反応し、血漿中のカルシウムイオンも加わってプロトロンビナーゼができる。このプロトロンビナーゼは、血漿中のプロトロンビンというタンパク質に働いてトロンビンに変える。トロンビンは血漿中にあるフィブリノーゲン（繊維素原）をフィブリン（繊維素）に変える。ここでフィブリンは固まり、赤血球を加えこんで凝固塊（ぎょうこかい）をつくって凝固し、この塊によって傷ついた血管壁が覆われ止血する。

表2 血液凝固因子

第Ⅰ因子	フィブリノーゲン	第Ⅷ因子	抗血友病因子（AHG）
第Ⅱ因子	プロトロンビン	第Ⅸ因子	PTC，クリスマス因子
第Ⅲ因子	トロンボプラスチン	第Ⅹ因子	Stuart-Prower 因子
第Ⅳ因子	カルシウムイオン	第Ⅺ因子	PTA
第Ⅴ因子	不安定因子	第Ⅻ因子	Hageman 因子（HF）
第Ⅵ因子	（欠番）	第ⅩⅢ因子	フィブリン安定化因子（FSF）
第Ⅶ因子	安定因子		

【血液の凝固過程】

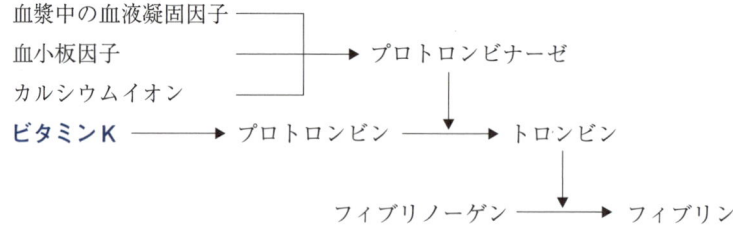

コラム5　酔ったときのケガによる出血に注意！

　酔ってケガをした場合、血が止まりにくくなる。これは、アルコールが血小板の働きを低下させることによるといわれている。

コラム6　血液凝固に関与するビタミンK

　母乳はビタミンKの含有量が少ない場合がある。そのため新生児や乳児は、血液凝固を保持するビタミンKを十分に生成できない場合がある。厚生労働省は出生直後と生後1週間、生後1カ月の計3回、ビタミンKを経口投与するよう指針で促し、特に母乳で育てる場合は、ビタミンK欠乏性出血症（頭蓋内や消化管に出血）の発症の危険が高いために必須としている。

6 消化器系

消化器は口腔から肛門まで続く、長い1本の消化管と消化液を分泌する消化腺とに分けられる。食物を摂取し、これから栄養素を吸収しやすいように分解する過程を**消化**という。

消化器系は食物の消化と吸収を行う系で、これは口腔、咽頭、食道、胃、小腸（十二指腸、空腸、回腸の3つの部分からなり、おおよそ5～6mの長さを持つ消化管。空腸と回腸は解剖学上便宜的に分けられているだけで働きはほぼ同じ）、大腸［盲腸、結腸（上行、横行、下行、S状結腸の4つの部分からなる）、直腸］、および肛門、さらに唾液腺（耳下腺、顎下腺、舌下腺の3対からなる）、肝臓、胆嚢、膵臓からなる（図17-1）。

図 17-1 消化管と消化腺

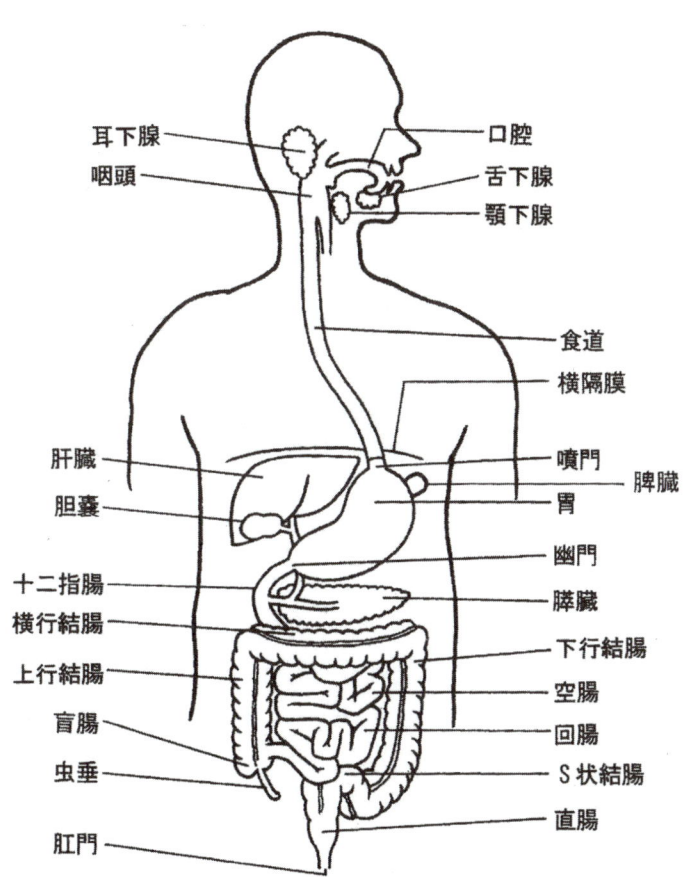

（出典）上田敏他、1996、『生きることの醫～医学と人間～』、NHK学園。

1. 消化

(1) 機械的消化

　口腔内に取り込まれた食物は、歯でかみ砕かれ細分化される。これを**咀しゃく**という。ここで唾液腺から分泌された唾液と混和し、口の中の食物は、嚥下の働きで食道へと送られる。次に、食道の壁にある筋肉が波のように動く**蠕動運動**によって、食物を胃へと送り込む（図17-2）。

図17-2　食道の蠕動運動

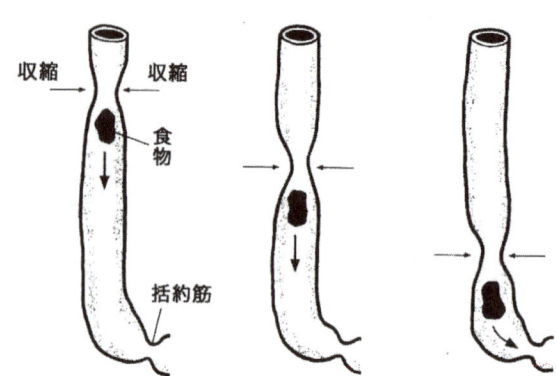

（出典）浅野伍朗・直江史郎監修、1997、『病気のことがよくわかるからだの事典』、成美堂出版。

コラム7　嘔吐、げっぷ、胸やけ

- **嘔吐**…嘔吐は、からだに害を及ぼす有害物や腐敗した食べものなどを胃に入れたときに起こる現象で、これは胃の中身を吐き出すことで、有害なものを腸に送りこまないようにする反射運動の一つである。なお嘔吐は、胃腸の病気、脳神経の病気などで胃が食べものを受け入れられる状態にないとき、乗りもの酔いや妊娠、また悪臭や不快な連想によっても起こるときがある。
- **げっぷ**…胃の上部の胃底という部分にたまった気体が一定の量になると、胃が収縮して気体を排出する。これがげっぷの仕組みである。ビールや炭酸飲料などを飲んだときに出るげっぷは、気持がよく問題はないが、悪臭を伴うげっぷが生じた場合は胃になんらかの異常をきたしている可能性がある。
- **胸やけ**…胃に入った食物が食道のほうへ後戻りすることによって、塩酸を含む胃液が食道の内壁を刺激し、胸がやけるような感覚を生じるのが胸やけである。これは暴飲暴食などによって起こる。

図17-3　胃の運動システム

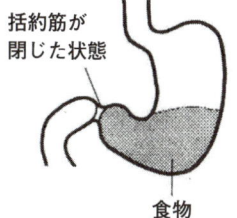

括約筋（幽門）が閉じた状態
食べた食物は胃にたまり、胃液が分泌されます。

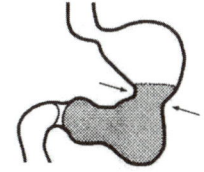

撹拌している状態
食物は胃液と混ぜ合わされ、流動状になるまで撹拌されます。

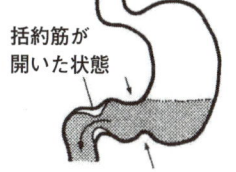

括約筋が開いた状態
食物がアルカリ性の粘液によって中和されると括約筋が開いて送り出されます。

（出典）浅野伍朗・直江史郎監修、『前掲書』。

　胃は食道側の入り口を噴門といい、反対側の十二指腸に続く出口を幽門という。胃壁の筋肉の収縮と拡張によって胃液と混ぜ合わせて撹拌された粥状の食物は十二指腸に送られ、腸液をはじめとしたいろいろな消化液と混ぜ合わされながら消化・吸収が行われる（図17-3）。一方、ビールなどの酒類は胃からも吸収される。

　なお十二指腸には膵管と胆管が開口している。小腸で消化・吸収されなかった消化物の残りカスは、蠕動運動により結腸を順に進む。ここでは小腸で消化されなかった線維物質などを分解して吸収するほか、ある程度の水分も吸収する。こうして結腸を進みながら消化物は**大便**に形成される。直腸には消化吸収の機能はなく、ここで完全に大便となり肛門より排泄される。肛門の周囲には内肛門括約筋と外肛門括約筋とがあり、排便を調節している。

> ### コラム8　便の性質
> ●便の量…健康な成人が1日に排泄する便は、約100～300ｇ程度である。繊維を多くとると便の量は多く、脂肪中心にとる人は少ない。
> ●便の色…健康な人の便は黄褐色であり、白っぽい色の便は肝臓が悪いために脂肪が消化されないときや、肝臓や胆のうの病気で胆汁色素が不足するときに出る。黒や濃い茶色は消化器官での大量出血。赤あるいは鮮紅色は痔か肛門近くの腸からの出血。緑色は緑の野菜の食べ過ぎや、よく消化されていないことを示している。
> ●形と硬さ…便の形と硬さは、含まれている水分で違ってくる。理想的なのは、排便するとき、すみやかにストンと出るもの、水分が70％～80％ぐらいのもので、この硬さは、食べごろのバナナの水分量75％に近い。

> ### コラム9　オナラの正体
> オナラの70％は口から飲み込んだ空気。残りの10％が腸で分解されるときにできるガスで、20％は血液の中に溶け込んでいるガスが腸にしみ出したもの。主な成分は窒素が60～70％で、その他水素、二酸化炭素、メタン、酸素、アンモニア。

(2) 化学的消化

化学的消化とは消化液によって行われ、消化液には酵素が含まれている。口腔内では唾液、胃では胃液、小腸では胆汁、膵液および腸液の消化液の働きにより、食物は化学的に分解される。これらの作用により炭水化物（糖質）は果糖などの単糖に、タンパク質はアミノ酸に、脂肪はグリセロールと脂肪酸にそれぞれ消化される。

単糖とアミノ酸は、小腸壁から吸収されて血液に入り肝臓へと運ばれる。脂肪酸とグリセロールは乳び管という所に入り再び脂肪となり、リンパ管を経由して血液に入り肝臓に至る。なお、胃液の成分にpH1.5～2.0とかなり強い酸性の塩酸が含まれるが、通常は、この強い酸によって胃の内壁が侵されないように胃液中の粘液に保護されている。また、塩酸は胃の中の食物の殺菌や腐敗を防いでいる。さらに胃液には、タンパク質の大きな分子を小さく分解するペプシンが含まれている。

2. 肝臓

肝臓は右上腹部を占め約1200～1400ｇの重さがあり、人体で最も重く大きい臓器である。肝臓の主な働きを以下に示す。

(1) エネルギー源の産生

小腸内で炭水化物が果糖などの単糖に分解されて肝臓に送られる。次にこの単糖は、肝臓内でブドウ糖（グルコース）に変えられ、そこで生命活動に必要なエネルギー源とし

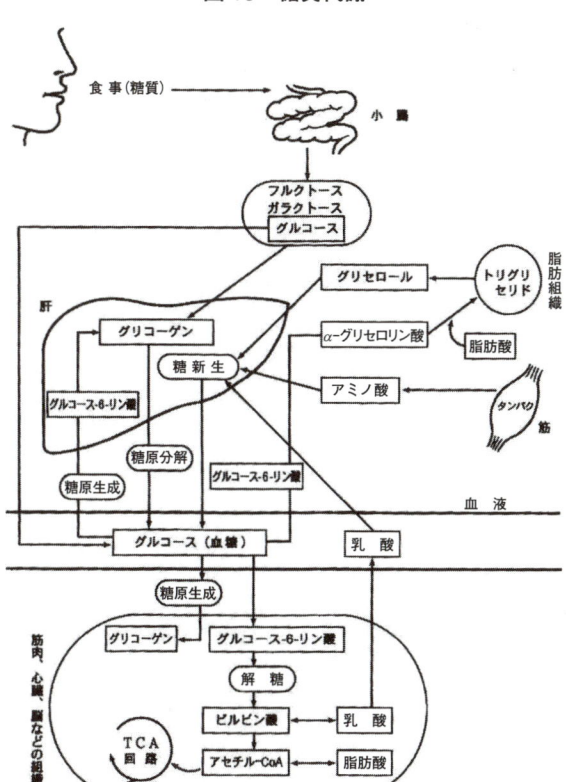

図18 糖質代謝

(出典) 木元昭人・山田正明、1983、『生体成分のゆくえと臨床検査』、1頁、講談社。

て全身に供給される。一方、肝臓はブドウ糖をいったんグリコーゲンに変えて貯蔵しておき、空腹時などに血液中のブドウ糖が減るとグリコーゲンをブドウ糖に戻し、体内に供給することができる（図18）。

また、肝臓では体を構成するアミノ酸やタンパク質、脂肪の合成、貯蔵も行い、必要に応じて糖から脂肪をつくり、逆にアミノ酸や脂肪から糖をつくることもできる。

(2) 有害物質の解毒

解毒(げどく)は血中の老廃物や有害物質を無毒化し、胆汁や尿とともに排泄することである。

① アンモニアの分解

生体組織を構成しているタンパク質の分解によって発生する有害なアンモニアを尿素に変えて血液中に放出し、腎臓から尿として排泄される。

② 薬の分解

薬の消化、吸収の過程で生じた有害な代謝物質を分解し無毒化する。

③ 古くなった赤血球の処理

古くなった赤血球に含まれるヘモグロビンをビリルビンに分解し、さらにウロビリン体に変化し尿または便として排泄される。このビリルビンは一方、胆汁や新しい赤血球をつくるのに利用される。

④ アルコールの分解

胃や腸を経て摂取されたアルコールが肝臓に達すると、酵素作用によってこれがアセトアルデヒドに、さらに酢酸に分解され、最終的には炭酸ガスと水になり、息や尿とともに体外に排泄される。

(3) 胆汁の産生

(4) 大量の血液を貯蔵し、血液循環量を調節

(5) 発熱量が多く、体温維持に役立つ

(6) 生体防御作用

(7) 血液凝固作用物質の産生

3. 胆嚢

胆嚢は肝臓と十二指腸をつなぐ間の途中にあり、肝臓の下面やや右寄りにある袋状の器官である。肝臓でつくられた胆汁〔胆汁酸、ビリルビン（胆汁色素）、コレステロール、水（90%以上）〕の約半分が胆嚢に送られ、5～10倍に濃縮された上で貯蔵される。

小腸内の食物の消化吸収時には小腸からの合図で、胆嚢より濃縮された胆汁を排出し、膵液の消化酵素（アミラーゼ、リパーゼ）と協調して脂肪分の消化吸収を助ける。なお、胆汁そのものには消化酵素は含まれていない。

4. 膵臓

第1、第2腰椎の高さ、すなわち胃のちょうど裏側にある膵臓は、脊椎の前面を横に走る長さ15 cm、重さ約70 gのオタマジャクシのような形をした器官である。ここでは小腸での消化を助ける消化液である膵液がつくられる。

7 泌尿器系

生命を維持するためには、体液の組成を常に一定の状態に保たなければならない。そのため生物は、不要の代謝産物や老廃物を体外へ排除する必要がある。この働きを排泄といい、これを行うのが泌尿器系である。これは**腎臓、尿管、膀胱**および尿道からなる（図19）。

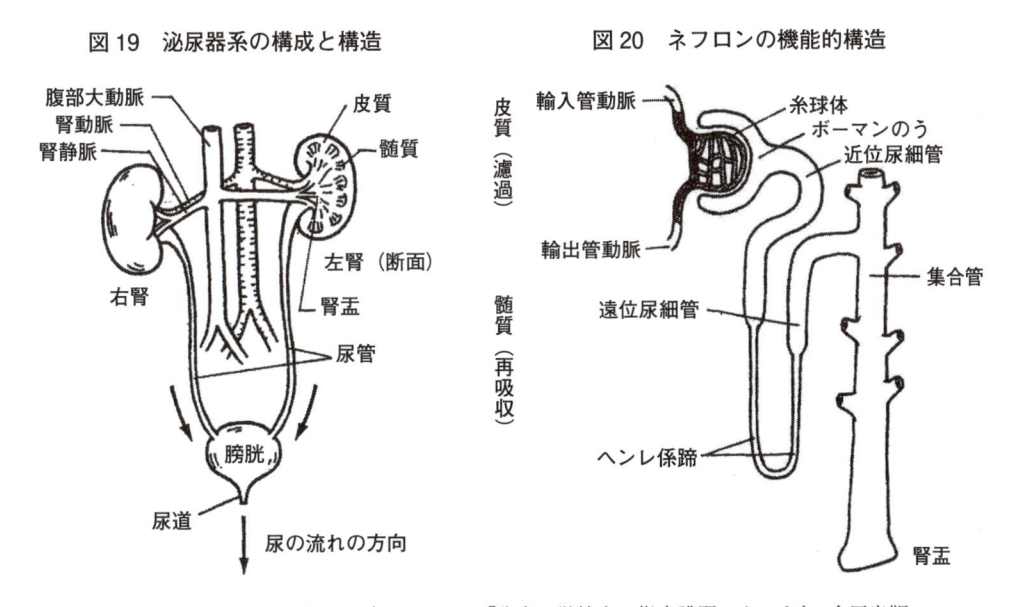

図19　泌尿器系の構成と構造

図20　ネフロンの機能的構造

（出典）厚生省健康政策局医事課、1988、『臨床工学技士　指定講習テキスト』、金原出版。

尿は血液成分をもとにして、腎臓で生成される。尿の生成により腎臓は血中の老廃物を除去するほか、体液の水分量と塩分量の調節、血液の調整などの働きをする。いちばん下の肋骨の内側付近に位置する腎臓は、腹腔内に左右一対存在するそらまめ状の実質性臓器（内部に中腔が存在しない。腎臓のほかに肝臓、膵臓など。胃、腸などは内部が中空なので、管腔臓器という）である。右の腎臓は肝臓の下にあるため、左の腎臓より少し低い位置にある。重さは約 120 〜 150 g。これは皮質と髄質からなり、髄質は錐体を形成して腎盂に突出する。

腎臓から尿管が出て、尿を膀胱へ導く。腎臓への血管は腹部大動脈から分岐した一対の腎動脈であり、左右両方の腎動脈には、心臓が送り出す全血液のおおよそ4分の1が常に送り込まれている。腎皮質で糸球体を形成し、糸球体は直径約 0.2mm のボーマンのうに収納されており、両者を併せて腎小体（マルピギー小体）という。糸球体へ出入りする血管はそれぞれ輸入管動脈、輸出管動脈といわれる。

尿細管はボーマンのうから出て、腎の髄質に向かって下降し、近位尿細管となる。ヘンレ係蹄部でU字管となり、上行して遠位尿細管となり、これが集まって集合管となる。

これは腎乳頭で、腎盂へ開口する。腎小体と尿細管は尿生成のための基本単位であり、これをネフロン（腎単位）という。一側の腎に約 100 万個のネフロンが存在する（図 20）。

1. 尿をつくる仕組み

血液が糸球体に入ってくると、血球やタンパク質以外の小さな物質が濾過されて、ボーマンのうに移動し、原尿（げんにょう）となる。

この原尿は、ボーマンのうに続く尿細管を通り、その間に生態に必要なブドウ糖（グルコース）、水、無機塩類などが尿細管にて再吸収される。このときに、再吸収されずに残ったものが尿となり、膀胱へ移動し排泄される。

この結果、尿には、水・塩類・尿素の一部と尿酸およびクレアチニンがおおよそ 100％含まれる。通常、成人では 1 日 120 〜 180ℓ の原尿ができているが、そのうちほとんどが再吸収され、尿として排泄されるのは 1.2 〜 1.8ℓ となる。

【原尿（180ℓ）から尿がつくられる例】

腎臓を濾過する血液量（約 1800ℓ/日）

↓ 糸球体にて 1800ℓ の 10％（1/10）が濾過される。
　分子量の大きい血球、タンパク質などが残る。

濾過量約 180ℓ/日
（原尿といい、水分、塩分、ブドウ糖などを含む）

↓ 尿細管にて原尿の約 99％ が再吸収。
　（水 99％、ブドウ糖 100％、ナトリウム 95.7％、
　塩素 99.2％、尿素 47％ が再吸収される）

残り約 1％（1.8ℓ/日）が尿として排泄
（水 1％、ナトリウム 4.3％、塩素 0.8％、尿素 53％
尿酸 100％、クレアチニン 100％ が排泄される）

（出典）山田正明、2010、『前掲書』、41 頁。

2. クリアランス（Clearance）

　血液中のある成分が糸球体で、どのくらい濾過されるか、または、尿細管にて、どのくらい吸収されるかを知る方法にクリアランス法がある。**クリアランス**とは一掃するという意味で、この場合、腎臓の浄化率を意味する。

コラム 10　オシッコはからだのバロメーター

【色】
❶ 通常は無色または淡い黄色…黄色は赤血球中のヘモグロビンが壊されてできたビリルビンの色。水分を多くとると薄くなり、汗をかきすぎると濃くなる。黄色の濃淡は健康とは無関係。
❷ 赤褐色、どす黒い赤色…血尿の疑い。尿路結石、膀胱炎などが原因で尿に血液が混じっている疑いがある。ただし抗生物質や糖尿病薬などの服用により、尿が赤くなる場合がある。
❸ 濁り…細菌感染の疑い。多量の白血球、膿の混入。膀胱炎、尿道炎が原因。

【におい】
❶ 通常は無臭かアンモニア臭…アンモニア臭が強いのは、水分の摂取不足が原因のことが多く、健康上はほとんど問題がない。
❷ 甘酸っぱい…重症の糖尿病の疑い。症状が進んだ糖尿病患者は、甘ったるいアセトン臭が尿に出ることがある。酒を飲むと、同様のにおいがすることもある。

【回数】
❶ 1日に3～7回：通常。
❷ 1日に8回以上：頻尿。前立腺肥大、過活動膀胱、心臓病、糖尿病などの疑い。一方、コーヒー、ビールの飲み過ぎ、喫煙、緊張、うつ病などでも排尿回数は多くなる。
❸ 1日2回以下：一時的な場合は病気ではなく、水分不足、脱水などが考えられる。但し長く続く状態や極端に少ない場合は腎臓病が疑われる。

【尿量】
❶ 正常：1.2～1.8ℓ/1日。
❷ 多尿：2ℓ（ビール瓶、大約3本）以上/1日。
❸ 乏尿（ぼうにょう）：400 mℓ（コップ約2杯）以下/1日。人工透析が必要な状態。
❹ 無尿：100 mℓ（コップ約半分）以下。

8 内分泌系

　細胞内でつくられた物質が細胞外に出されることを**分泌**という。例えば、内分泌腺の細胞からホルモンが出されることは分泌である。分泌のうち、細胞に不要になったものを体外に出してしまうことを**排泄**という。一方汗や胃液などのように、分泌物が導管を通って体の表面や消化管に分泌されるのは、外分泌腺という。

1. ホルモン

　ホルモンは、諸器官のそれぞれの働きの統合、調整作用を発揮する物質である。

　内分泌腺は、産出された物質を直接脈管系に放出することを特徴とする腺組織である。内分泌腺の行う分泌を内分泌、産生される物質をホルモンという。

　ホルモンはもともと「刺激するもの」「興奮させる」「呼びさます」などの意味で、機能を促進するものだけでなく、逆に抑制するホルモンもある。

　ホルモンは脈管系に放出されて全身を循環するが、それぞれ作用する器官が決まっていて、それを標的器官といい、ごく微量で調節機能を発揮する。

　また各種のホルモンは化学的性状によりステロイド系（副腎皮質ホルモン、性ホルモン）、タンパク質（下垂体、膵管系など）、アミン系（松果体ホルモンなど）に分類される。ホルモンが調整するのは、成長、発達、生殖、妊娠、出産、それに暑さ、寒さ、飢え、ストレスなどに対する体の反応である。

　ホルモンを分泌する内分泌腺は、脳下垂体、甲状腺、上皮小体（副甲状腺）、副腎、膵臓、松果体、胸腺、性腺（卵巣あるいは睾丸）である。

2. 内分泌器官とそのホルモン

　図21、表3に内分泌器官、ホルモンとその主な作用をあげる。

(1) 視床下部

　視床下部は、頭の奥深く、大脳の神経が集まっているところにある。つまり大脳からの情報を取り込むのに、好都合の位置を占めている。

　視床下部の働きは、大脳と緊密に連絡をとりあって、眠気、目覚め、食欲、喉の渇き、体温の調節など、全身のさまざまな機能を調節するところである。

　このように視床下部は、1日のほぼ24時間の周期をコントロールしている**体内時計**の働きを持っている。といっても、本当に時計があるわけではない。この体内時計の司令塔は視床下部の「視交叉上核」が中心になっている。

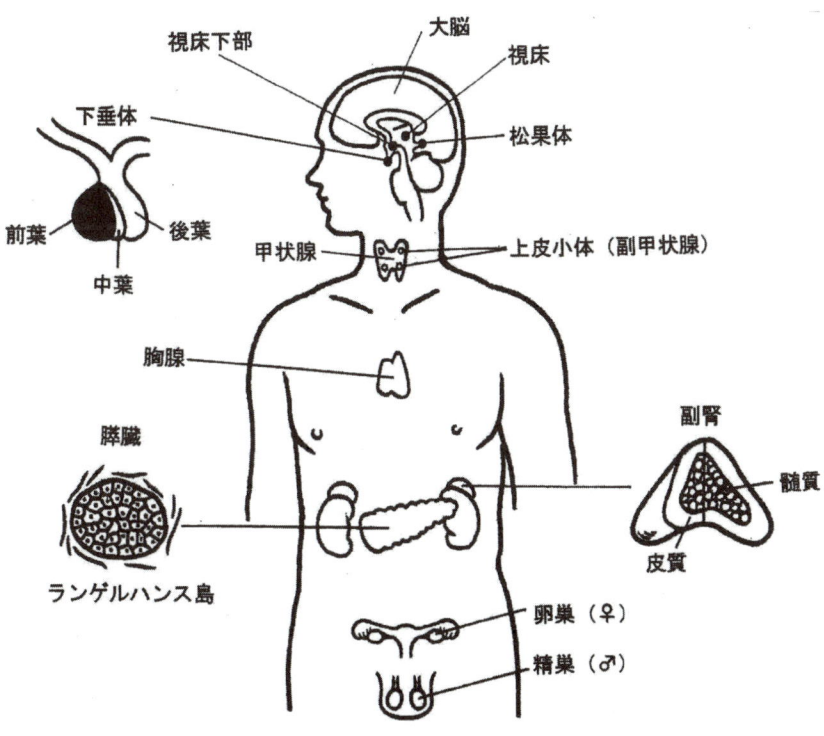

図21 内分泌器官

(出典) 上田敏他、1996、『前掲書』。一部追加改変。

> **コラム11　病気の起きやすさに関わる体内時計**
>
> 　血圧や体温、心拍数などにもリズムがあり、乱れると病気につながるため、リズムを整えることが大切である。病気によって発生しやすい「魔の時間帯」があることは、1970年代から注目されており、例えば心筋梗塞や脳梗塞は午前中（8時から12時ごろ）発生することが多く、その理由は、血液が明け方に固まりやすいうえ、朝の目覚めとともに血圧が急上昇するためといわれている。

(2) 脳下垂体

　脳下垂体は前葉、中葉、後葉の3部に分かれ、内分泌全体の総元締めという重要な役割を果している。前葉は、成長ホルモン、副腎皮質刺激ホルモン、甲状腺刺激ホルモン、性腺刺激ホルモン、乳腺刺激ホルモンなどを分泌し、生命維持の最有力ホルモンの分泌を調節している。中葉は、前葉と後葉の間のほんの小さなところで、メラニン細胞刺激ホルモンを分泌する。このホルモンは、皮膚の表皮にあるメラニン細胞（メラニン色素をもつ細胞）に作用して、その細胞のメラニンの形成を促す。後葉は、その半分は女性専用でオキシトシンを分泌し、残りの半分はきわめて重要な抗利尿ホルモンを分泌する。

表3　内分泌器官とホルモン

内分泌器官（腺）	分泌されるホルモン	主な作用
下垂体前葉	**成長ホルモン（GH）** 性腺刺激ホルモン（GTH） 　女｛卵胞刺激ホルモン（FSH） 　　　黄体形成ホルモン（LH） 　男｛間質細胞刺激ホルモン 　　　精子形成ホルモン 乳腺刺激ホルモン（PRL） 副腎皮質刺激ホルモン（ACTH） **甲状腺刺激ホルモン（TSH）**	・**骨と筋肉に作用し、子どもの成長を促す。** ・卵胞を成熟させ卵胞ホルモンの分泌を促す。 ・排卵後の黄体形成を促す。 ・男性ホルモン生成助長。 ・睾丸での精子形成を促す。 ・乳汁分泌を促す。 ・副腎皮質ホルモンの分泌調整。 ・甲状腺ホルモンの分泌調整。
下垂体中葉	メラニン刺激ホルモン（MSH）	・皮膚の表皮にあるメラニン細胞に作用。
下垂体後葉	バゾプレッシン（抗利尿ホルモン、ADH）、オキシトシン	・**体内の水分量の保持。** ・子宮平滑筋収縮。
甲状腺	**サイロキシン** カルシトニン	・**体内組織の新陳代謝促進。** ・血中カルシウムやリンの濃度を調節。
上皮小体 （副甲状腺）	パラソルモン（PTH）	・血中カルシウムやリンの濃度を調節。
副腎皮質	ミネラル（鉱質）ホルモン グルコ（糖質）ホルモン 副腎性性腺ホルモン	・電解質代謝に関与。 ・糖質代謝に関与しストレスを解消。 ・性腺を刺激。
副腎髄質	アドレナリン、ノルアドレナリン	・強い血管収縮作用があり、血圧を上昇させる。
膵臓	インスリン、グルカゴン	・血糖値を調節。
性腺（精巣）	男性ホルモン（テストステロン） ｛卵胞ホルモン（エストロゲン） 　黄体ホルモン（プロゲステロン）	・精子形成。 ・卵子形成、排卵、妊娠などに関わる。
松果体	メラトニン	・性の成熟を抑制。

（出典）山田正明、2010、『前掲書』、45頁。

　からだでつくられる尿の元である原尿は1日に約180ℓあるのに、実際に尿として排泄されるのは1日に約1.5ℓ前後である。ほとんどはからだの水分維持のために再びからだに吸収される。その再吸収の指令を出すのが、この抗利尿ホルモン（バゾプレッシン）である。なお、例えば夏に野外などで汗を多くかくような作業をすると、尿が極端に少なくなるが、これをコントロールするのが抗利尿ホルモンである。一方、オキシトシン（陣痛促進ホルモン）は子宮筋収縮ホルモンで、出産に大きな影響力を持っている。

(3) 甲状腺

甲状腺は首の前側、ちょうど喉ぼとけの下のあたりにあり、その形は、蝶が羽を広げたような格好をしている。摂取した食物からヨードを取り込み、成長や新陳代謝を維持するために必要な**甲状腺ホルモン**をつくっている。

(4) 上皮小体（副甲状腺）

上皮小体は甲状腺の裏側に埋まるようにしてくっついている。これから分泌される**副甲状腺ホルモン**は、血中のカルシウムとリンの量を調節している。

(5) 副腎皮質

副腎皮質からは、血中の塩分を調節する電解質代謝、糖代謝に関するホルモンと性ホルモンが分泌される。また、ストレスに対して抵抗する働きがある。

(6) 副腎髄質

アドレナリンとノルアドレナリンが分泌されており、強い血管収縮作用があり、血圧を上昇させる。

(7) 膵臓

膵液を分泌する細胞とは異なる組織で、血糖値を調節するホルモン（ブドウ糖の細胞への取り込みを促進して血糖値を下げるインスリン、グリコーゲンの分解を促進して空腹時に血糖値を上げるグルカゴン）を分泌している。

(8) 性腺

男性では精巣から精巣ホルモン、女性では卵巣から卵胞ホルモンと黄体ホルモンを分泌している。

(9) 松果体

脳の後上部にある間脳（視床、視床下部）の後ろに飛びだしている、あずき粒ほどの大きさの神経性の組織を松果体という。ここから分泌されるホルモンはメラトニンで、性の成熟を抑制することが最近わかった。

(10) 胸腺

胸腺は胸骨の裏側で、心臓との間にはりつくようにある。出生時から小児期に発達するが、思春期以降は萎縮し脂肪組織に変わってしまう。胸腺の働きについては不明な点があり、現状では免疫に重要な役割を果していると考えられている。

9 生殖器系

「生」の根源的な営みに食と性の営みがある。子孫を絶やさず種族維持を図るための器官を生殖器という。性には雌性腺と雄性腺および両者の導管系がある。

1. 男性生殖器

男性生殖器官は、生殖細胞（精子）を形成する生殖腺（精巣）、精子を輸送する精路（精巣上体・精管）、性交渉のための外生殖器（陰茎）および精液を分泌する付属腺[精嚢・**前立腺**・尿道球腺]により形成される（図22）。

2. 女性生殖器

女性生殖器は卵巣（母指頭大の大きさ、成熟期の卵巣では、たえず卵胞の発育、成熟、排卵、黄体形成、黄体退行の一連の変化をくり返し、周期性変化を営んでいる）、卵管（受精の場所）、子宮（全身7〜9 cm、膀胱と直腸の間に存在）、膣および外生殖器からなる（図23-1、図23-2）。これらの器官は、生殖細胞（卵子）の形成および精子を受け入れ、受精後は受精卵を養い胎児として成長させる器官となる。卵巣で産生されるホルモンは、女性の第二次性徴を発現し、妊娠、出産、育児に欠かすことができない。

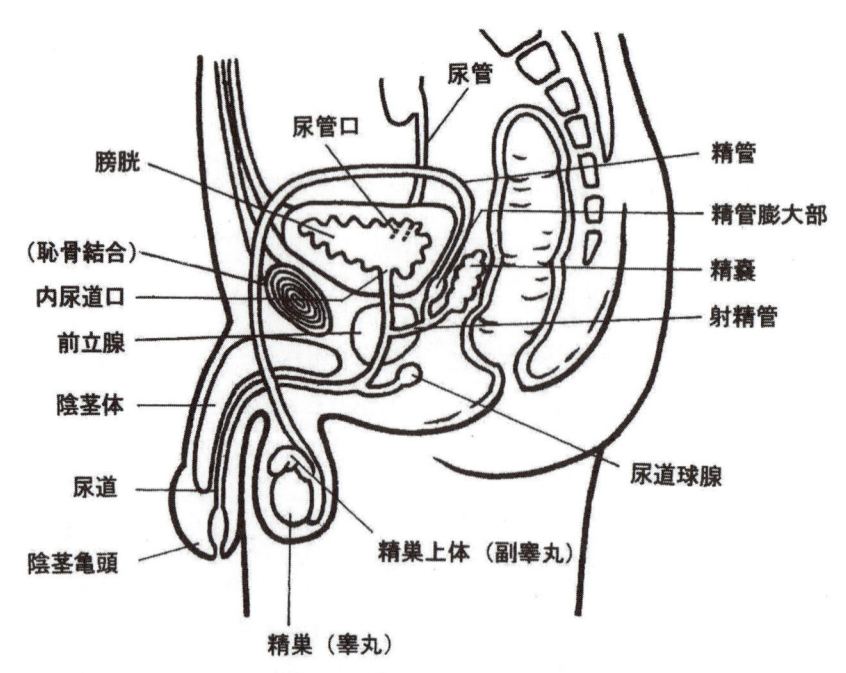

図22 男性の生殖器

（出典）上田敏他、1996、『前掲書』。一部追加改変。

9 生殖器系 **39**

図 23-1 女性の生殖器（側面図）

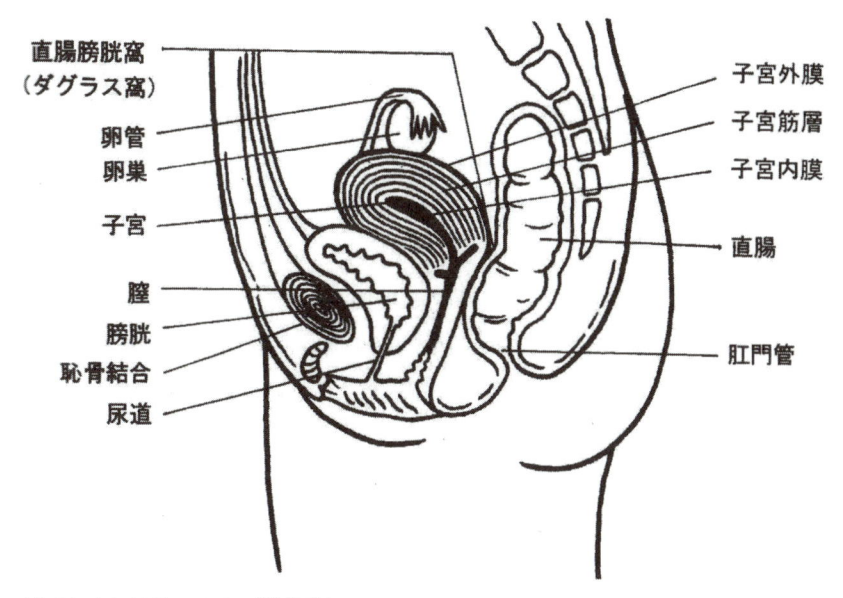

（出典）上田敏他、1996、『前掲書』。

図 23-2 女性の生殖器（正面図）

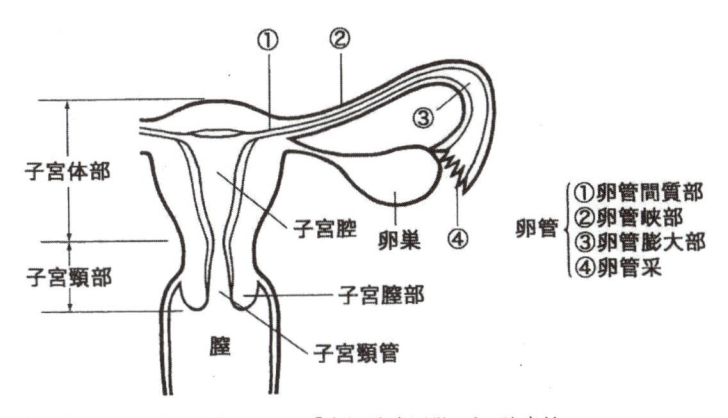

①卵管間質部
②卵管峡部
③卵管膨大部
④卵管采

（出典）日野原重明監修、2007、『改訂 臨床医学Ⅱ』、建帛社。

10 神経系

　神経系は内分泌系と協力して生命活動の調節を行う。人体の神経系は、約100億個の神経細胞とそれを取り巻く支持細胞からなる。神経細胞は星状の細胞体と長い軸索突起（神経線維ともいう）からなる。これは神経系の基本単位であり、**ニューロン**と呼ばれる。神経と神経は、この軸索突起と細胞体を接合させ情報を伝達する。この接合部を**シナプス**という（図24）。

　神経線維を刺激すると興奮を起こす。興奮は電気的な変化として生じる。この電気的な変化を**インパルス**という。神経線維の一端にインパルスが発生すると、神経線維に沿って末端まで伝えられる。これを神経の伝達といい情報はこのインパルスによって伝えられる。

　シナプスでは、神経の末端から化学物質が放出され、これによりインパルスが次のニューロンに発生する。シナプス間の情報伝送を伝達といい、この化学物質を情報伝達物質［アセチルコリン、カテコールアミン（アドレナリン、ノルアドレナリン、ドパミン）］という。

　神経は中枢神経と末梢神経に大別される（図25、図26）。中枢神経では、ニューロンが複雑なネットワークをつくり、シナプスを介して情報の伝達を行う。これにより、高度な神経活動が行われる。

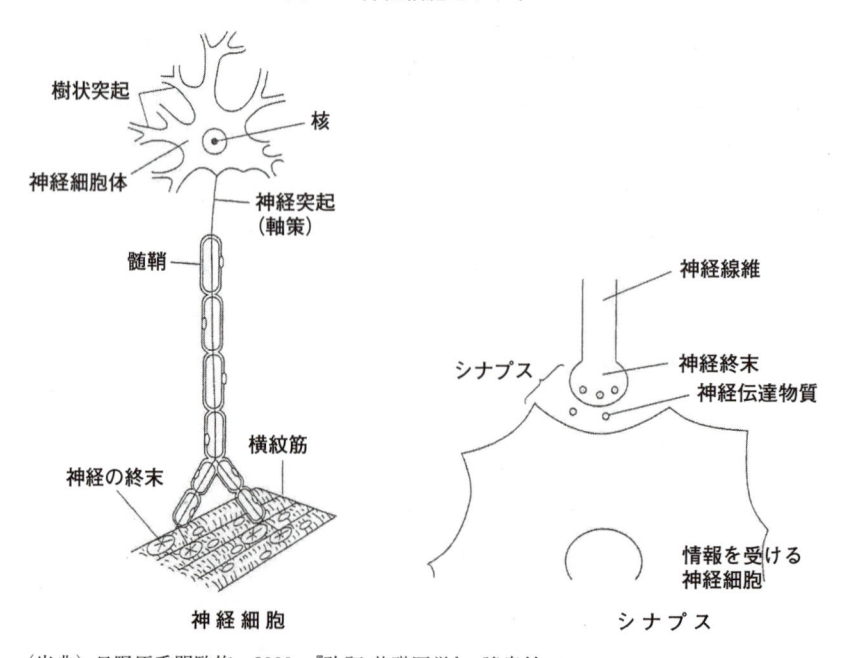

図24　神経細胞とシナプス

（出典）日野原重明監修、2009、『改訂 基礎医学』、建帛社。

図25 神経系の構成 (1)

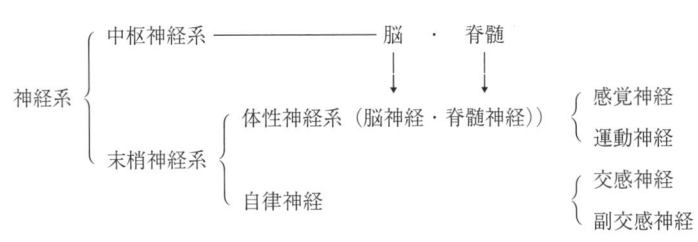

神経系 ┬ 中枢神経系 ────── 脳・脊髄
　　　 └ 末梢神経系 ┬ 体性神経系（脳神経・脊髄神経）┬ 感覚神経
　　　　　　　　　 │　　　　　　　　　　　　　　 └ 運動神経
　　　　　　　　　 └ 自律神経 ┬ 交感神経
　　　　　　　　　　　　　　 └ 副交感神経

図26 神経系の構成 (2)

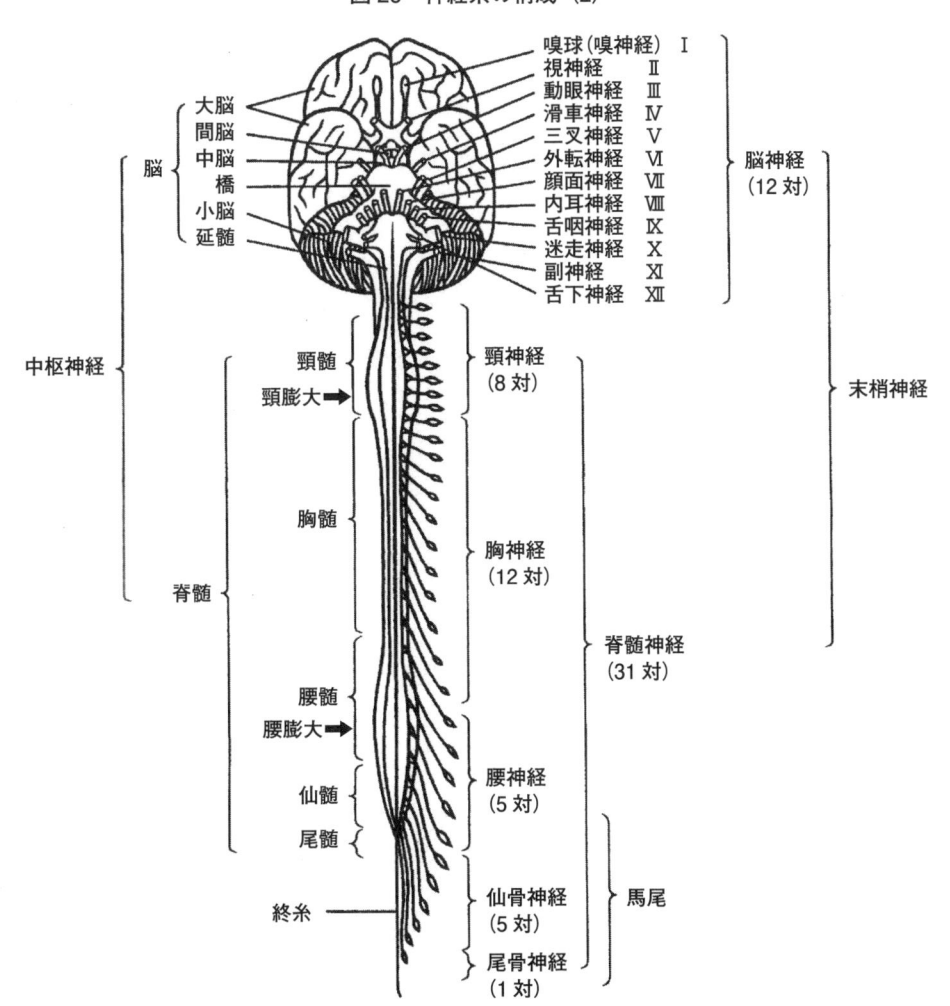

脳：
- 大脳
- 間脳
- 中脳
- 橋
- 小脳
- 延髄

脳神経（12対）：
- 嗅球（嗅神経）I
- 視神経 II
- 動眼神経 III
- 滑車神経 IV
- 三叉神経 V
- 外転神経 VI
- 顔面神経 VII
- 内耳神経 VIII
- 舌咽神経 IX
- 迷走神経 X
- 副神経 XI
- 舌下神経 XII

脊髄：
- 頸髄（頸膨大）
- 胸髄
- 腰髄（腰膨大）
- 仙髄
- 尾髄
- 終糸

脊髄神経（31対）：
- 頸神経（8対）
- 胸神経（12対）
- 腰神経（5対）
- 仙骨神経（5対）
- 尾骨神経（1対）

馬尾

中枢神経／末梢神経

（出典）福祉士養成講座編集委員会編、2000、『前掲書』、中央法規出版。

1. 中枢神経

　中枢神経は**脳**と**脊髄**からなり、脳・脊髄は頭蓋骨や脊柱の中にあり、軟膜・くも膜・硬膜の3枚からなる脳脊髄膜に包まれ、くも膜と軟膜の間のくも膜下腔には、脳脊髄液が流れている。このように、中枢神経は骨や髄膜、髄液によって幾重にも保護されている。

　神経細胞体が集まった部分を灰白質あるいは核、神経線維の集まりを白質といい、分布がかなりはっきりしている。神経細胞は一度損傷を受けると再生しない。脳は大脳、間脳（視床、視床下部）、中脳、橋、延髄、小脳などいくつかの部分に分かれている（図27）。

　脳全体のおおよそ80％の重さを占める大脳は、からだのすみずみから送られる情報を受け取ってそれを判断し、またからだの各部に命令を与える。

　大脳の表面には、灰白色のうねうねとした「しわ」が刻まれている。随意運動、言語、判断、記憶、創造、本能、感情などの精神作用は、この「しわ」の部分の大脳皮質によって大きく支配されている。大脳皮質は、140億以上もの神経細胞が集まる総司令部の役割を果たす人体の中枢である。

　大脳の下部には間脳があり、外界からの刺激が入る視床と内分泌や内臓の働きを支配する視床下部からなる。視床下部には下垂体がついている。間脳に続いて、中脳、橋、延髄があり、これらをまとめて**脳幹**という。脳幹とは、生命の維持に直結する循環（心臓、血圧など）や呼吸の中枢がある。

　脳幹の後方にある小脳には、運動を調節する中枢や体の平衡を保つ中枢がある。

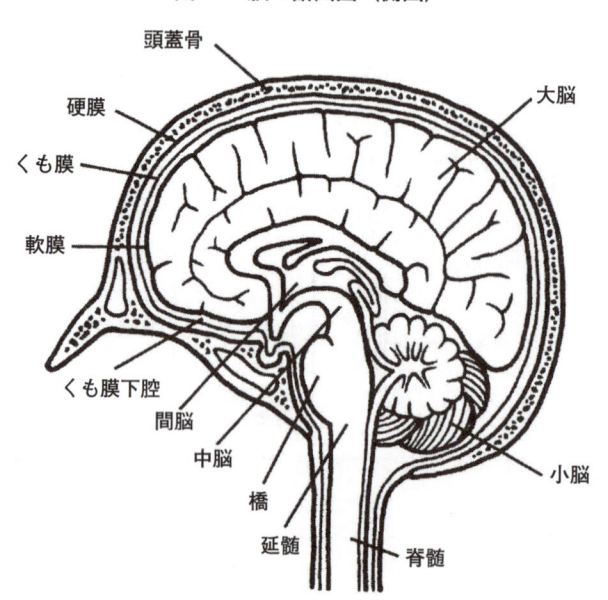

図27　脳の断面図（側面）

（出典）浅野伍朗・直江史郎監修、1997、『病気のことがよくわかるからだの事典』、成美堂出版。改変。

> **コラム 12　脳死と植物状態**
>
> ●脳死…くも膜下出血や心臓発作などで、血液や酸素が脳に流れなくなると、脳の神経細胞が壊れ、脳全体が機能停止する。それとともに呼吸や血液循環を制御する脳幹も機能しなくなり、呼吸ができなくなる。これが脳死である。心臓が止まって回復しない状態の心臓死と違うのは、人工呼吸器で一定期間心臓や肺などの機能を維持できる点で、これらの臓器が移植にあてられる。
> ●植物状態…記憶や言語、認知能力など、高度な機能を担う大脳は機能停止しているが、脳幹や小脳の機能が残っている場合が植物状態である。そのため自分で呼吸できることが多い。回復する可能性もあり、脳死とは本質的に異なる。

2. 末梢神経

脊髄神経は、31対（頸8、胸12、腰5、仙骨5、尾骨1対）、脳神経は、嗅（Ⅰ）、視（Ⅱ）、動眼（Ⅲ）、滑車（Ⅳ）、三叉（Ⅴ）、外転（Ⅵ）、顔面（Ⅶ）、内耳（Ⅷ）、舌咽（Ⅸ）、迷走（Ⅹ）、副（Ⅺ）、舌下（Ⅻ）の12対がある。

前者は脊髄から、後者は脳幹からそれぞれ末梢を支配している。自律神経は内臓を支配する神経で、これには交感神経と副交感神経があり、両者は互いに拮抗的に作用（表4）し、体の内部環境を一定範囲内に保つ**恒常性の維持（ホメオスタシス）**に関与している。恒常性の維持は人体にとって非常に重要である。

表4　自律神経系による調節の例

	心臓の拍動	血管	血圧	瞳孔	気管支	発汗	消化運動
交感神経	促進	収縮	上昇	拡大	拡張	促進	抑制
副交感神経	抑制	拡張	下降	縮小	収縮	抑制	促進

> **コラム 13　恒常性の維持（ホメオスタシス）**
>
> 恒常性とは、生体がさまざまな環境の変化に対応して、内部状態を一定に保って生存を維持する状態。この内部環境を一定に維持するのに神経、ホルモンなどが関わっている。

11 感覚器系

体内や体外の情報としての刺激を神経系に伝えるのが感覚器系である（図28）。感覚には体性感覚（圧・痛・触・温・冷などの皮膚感覚、筋肉感覚）、内臓感覚（臓器感覚）、特殊感覚［聴覚・平行覚（耳）、視覚（目）、嗅覚（鼻）、味覚（舌）］がある。

これらの感覚の情報は一種のエネルギー変換機構により、インパルスに信号化され、感覚神経を介して大脳に伝えられる。

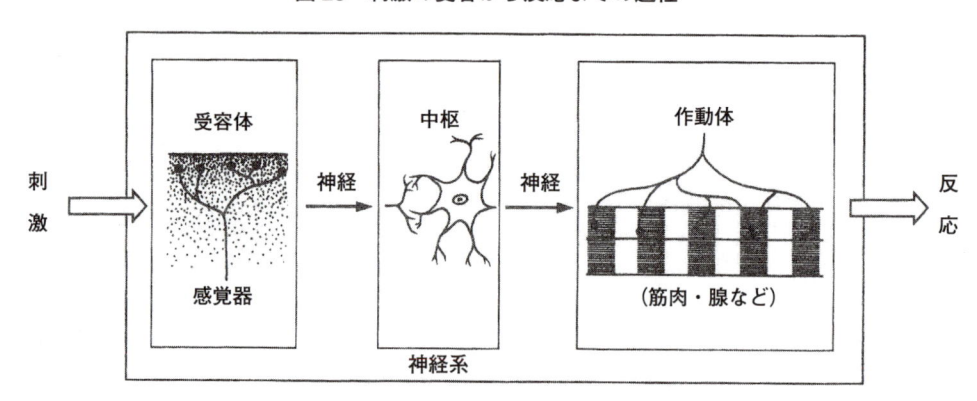

図28　刺激の受容から反応までの過程

（出典）教育セミナーNHK講座、2000、『生物』、日本放送協会。一部改変。

Ⅱ．疾病についての基礎知識

1 疾病に関する概要

1. 疾病の分類

疾病とは病気のことで、疾病は多種多様に分類されて、その数もかなり多い。多数ある疾病を分ける方法に器官・臓器別分類法が一般的である。しかし、すべての疾病を完全に分類することはむずかしい。器官・臓器別に疾病を分ける以外に**病因**（病気の原因）別に分ける方法がある。その例に、先天性奇形、遺伝病、がん、アレルギー性疾患、生活習慣病（糖尿病、脂質異常症など）、感染症、中毒症などがあげられる。

2. 疾病の病因

人間の健康が障害され病気になった場合、その病気を引き起こす原因がある。その病気になる原因を病因というが、病因を考えるとき、通常、**外因**と**内因**とに分けることが多い。

(1) 外因

① 化学的病因…化学薬品や薬剤により、患者の身体に作用して病気を発病させる。

② 物理的病因…温度の変化（火傷、凍傷）、気圧の変化（高山病、潜函病）、音（鼓膜破裂やノイローゼを起こす音）、機械的外力（外傷、交通事故）、放射線（生殖機能の異常、がんの発生）など。

③ 生物学的病因…外因のなかで最も多いもので、通常感染を起こす微生物（真菌、細菌、ウイルスなど）、寄生虫が原因となる。

④ 栄養物の供給障害…生活習慣病など。

(2) 内因

生まれつき体に存在していた病因、あるいは生まれてから身体内に生じた病因を内因と呼ぶ。内因には素因と遺伝が含まれる。素因とは、病気にかかりやすいいろいろな因子のことをいい、一般的素因と個人的素因の2種類がある。

① 一般的素因…年齢、性別、人種、身体内の臓器など。例えば、年齢についてみると、小児では扁桃炎や気管支喘息などが多いのに対し、高齢者ではがん、脳出血、高血圧症などが多い。また、性別では、骨粗鬆症、全身性エリテマトーデス、関節リウマチは女性に圧倒的に多く、一方、胃がん、

肺がん、アルコール性依存症、痛風は男性に多く、性差がみられる。

② 個人的素因…個人が持っている素因で、生まれつき持っている素因を先天性素因と呼び、出生以後に獲得した素因を後天性素因と呼ぶ。先天性素因は**体質**とも呼ばれ、特異体質、卒中体質、無力体質などがある。後天性素因は生まれてからの環境、栄養状態、食事状態、睡眠状態が個人で異なるが、これらの状態が悪化したときに発病しやすくなる。

③ 遺伝…一般に、遺伝子異常と染色体異常によって遺伝性疾患が発生する。染色体には多数の遺伝子が存在し、この遺伝子に異常があれば酵素や構造タンパクの欠損が起こる。染色体にある遺伝子が突然変異を起こすと遺伝疾患を起こすが、常染色体の遺伝子異常を起こした場合を常染色体異常と呼び、性染色体の遺伝子異常を起こした場合を性染色体異常と呼ぶ。

3. 疾病の診断と治療

(1) 診断

疾病の診断は、医師の診察により行われる。診察時の最も大事なことは、**問診**による患者自身の医学的情報（既往歴、現病歴、家族歴に加えて社会的あるいは家族的背景などに関する情報）を正しく理解することである。診察に用いられる方法には、**視診**、**触診**、**打診**、**聴診**、神経学的検査、検査（臨床検査、画像検査など）がある。これらの診察によって得られた情報データを参考にして、疾病の診断結果が得られる。

(2) 疾病の症状

患者が自覚的に肉体的および精神的変調や苦痛を感ずるものを**自覚症状**といい、そのうち最も重要と思われるものを**主訴**という。これに対し、視診、触診、打診、聴診、検査などの医師の診察により得られた症状を**他覚症状**という。自覚症状の例を表5に示したが、全身的症状から各部位および臓器別の症状がそれぞれの病気に対応して出現する。これらの自覚・他覚症状は、患者を診断、治療する上できわめて重要である。

(3) 治療

治療法には大別して内科療法と外科療法がある。内科療法には薬物療法、食事療法、運動療法、作業療法、放射線療法、リハビリテーションなどがある。外科療法は手術が基本だが、手術だけでなく薬物療法、リハビリテーション、運動療法などが併用して行われる場合がある。

疾病が発病して、治療によって疾病が完全に治った場合を**治癒**といい、一時的に快方に向かった状態を**軽快**と呼ぶ。一方、末期がんや統合失調症、てんかん、白血病などの場合

表5　自覚症状の例

全身症状	発熱（稽留熱、弛張熱、間欠熱、高熱、微熱）、発疹（紅斑、紫斑、丘疹、水疱、膿疱、じん麻疹、潰瘍、痂皮）、痙れん、全身倦怠・無力、食欲不振、やせ、肥満、瘙痒、発育異常、脱水、高血圧、低血圧
痛み	頭痛、胸痛、腹痛、背部痛、腰痛、関節痛
循環・呼吸器系の症状	せき、痰、喀血、異常呼吸、呼吸困難、胸水、心悸亢進、チアノーゼ、浮腫、ショック、頻脈、徐脈、不整脈、心雑音、異常心音
消化器系の症状	嚥下障害、悪心・嘔吐、吐血、下血、粘血便、下痢・便秘、黄疸、腹水、肝腫大、脾腫
血液疾患の症状	貧血、出血性素因
腎・尿路器系の症状	多尿、乏尿、排尿困難、頻尿、血尿、膿尿、タンパク尿
脳・神経系の症状	意識障害、痙れん、失神、認知症、神経・知能障害、言語障害、運動障害、片麻痺、対麻痺、不随意運動

（出典）河合忠等、1994、『臨床検査研修ハンドブック』、薬事日報社。
（注）表5に関連する留意点。

- 平熱…36〜37℃、発熱…37℃以上、微熱…37〜37.9℃、高熱…38℃以上。
- 稽留熱…持続的な発熱で1日の体温差が1℃以内の発熱。腸チフス、髄膜炎等。
- 弛張熱…1日の体温差が1℃以上の発熱。感染症（敗血症など）でみられる。
- 間欠熱…1日の中でときに高熱を認める発熱。低いときは平熱まで下がる。マラリアなど。
- 喀血…肺、気管支などから出血した血液を口から出すこと。
- 吐血…上部の消化管から出血した血液を吐くこと。
- 下血…潰瘍やがんなどにより消化管内に起こった出血が大便に混じって肛門から出ること。
- 悪心（嘔気）…胸がムカムカして吐き気のすること。
- 痂皮…かさぶた。
- 瘙痒…かゆいところをかく。

のように症状が一時的に軽減した状態を**寛解**といい、治癒とは異なる。治療によって治らない最悪の事態は死である。症状が認められない疾病が発症する以前の状態を**前駆期**という。発症してから2〜3週間以内の間を**急性期**といい、一般に急性期の場合には、症状が回復して治癒するか悪化して死亡するか、いずれにしても決着が早い。急性期を過ぎても治らずに6カ月から1年以上にもわたって疾病が継続している時期を**慢性期**と呼ぶ。慢性期には症状はゆるやかであるが、なかなか治りにくい。例えば虫垂炎、肺炎、赤痢、心筋梗塞などは急性の経過をとることが多い。これに対し結核、エイズ、肝硬変、糖尿病などは慢性の経過をとる。

2 内科系の疾患

1. 呼吸器疾患

(1) かぜ症候群

　かぜは、上気道（鼻腔、咽頭、喉頭）の感染で、一過性の治りやすい炎症をいう。しかし、単なる鼻かぜ（普通感冒）、急性咽頭炎だけでなく下気道（気管や気管支）にも炎症が広がり、急性の気管支炎、軽い肺炎まで、さまざまな呼吸器の感染症を含むので、**かぜ症候群**という呼び方もする。原因の80〜90%はウイルスで、その種類は200種に及ぶ。これらのうちインフルエンザウイルスによるものが、かぜの原因としては最も悪性といってよく、何年かの周期で大流行する。かぜ症候群の特徴について表6に示した。

　なお、感染症は、**微生物**（1個の細胞ですべての生活機能をもって生きている単細胞生物群）に属する原虫、真菌（かび）、スピロヘータ、細菌、リケッチア、クラミジア、マイコプラズマ、ウイルスあるいは寄生虫などが外部から進入し、人体にさまざまな症状を引き起こし、時には死に至らしめる。

表6　かぜ症候群の特徴

病名	主な病原体	発症しやすい季節	主な症状と発生する順序	治るまでの日数
普通感冒（鼻かぜ）	ライノウイルス　コロナウイルス	10月中旬〜4月下旬	①くしゃみ、鼻水、鼻づまり　②のどの痛み　③発熱（37.5℃以下の微熱）	1週間前後
急性咽頭炎（のどかぜ）	アデノウイルス　連鎖球菌	年中	①のどの乾燥感、痛み　②せき　③発熱（38℃前後の熱）	1〜2週間
インフルエンザ	インフルエンザウイルス	12月下旬〜3月上旬	①発熱（39℃以上の高熱）　②関節痛、筋肉痛　③のどの痛み、鼻水	1週間前後

(2) 肺炎

　肺炎とは、肺の中の、主に細胞に細菌が感染して起こる炎症をいう。肺炎は、ウイルスによって破壊された粘膜が2次感染して起こる。

　肺炎の原因で最も多いのは**肺炎球菌**で、マイコプラズマ、クラミジア、レジオネラ、リケッチアなどの病原微生物による肺炎を**非定型肺炎**（異型肺炎）と呼んでいる。なお、肺炎球菌は肺炎を引き起こす以外に、**細菌性骨髄膜炎**の原因菌ともいわれている。今日では肺炎球菌の感染予防にワクチンが用いられている。

表7　院内感染を起こしやすい病原体

病原体	感染経路	主な症状
黄色ブドウ球菌（MRSA）	鼻、手など	傷口の化膿、発熱、肺炎、腸炎、**敗血症**
大腸菌	手、便、水など	下痢、腹痛、発熱
腸球菌	手、便など	下痢、腹痛、発熱
緑膿菌	水、土など	傷口の化膿、発熱、敗血症
セラチア菌	水、土など	尿路感染症、敗血症
レジオネラ菌	水（冷却水、浴水）土など	肺炎症状
結核菌	せき	肺結核
インフルエンザウイルス	手、せき	発熱、せき
ノロウイルス	便、吐しゃ物、手	下痢、腹痛、嘔吐
多剤耐性アシネトバクタ	水、土など、医療機器や水回りを介して	尿路感染症、肺炎、敗血症など
NDM1（ニューデリー・メタロ・βラクタマーゼ1）多剤耐性大腸菌	人の腸内に存在、汚物から人の手や物を介して	手術後の感染病の原因になる 健康な人でも血液中に入ると敗血症の恐れ
多剤耐性緑膿菌	水、土など、医療機器や水回りを介して	敗血症など

コラム14　敗血症

　敗血症は細菌感染の一つで、化膿した傷、できものなどの原発巣から細菌が血管内に入り、菌の出す毒素により全身症状が悪化し、低血圧ショック状態や出血傾向などを呈し、大変重篤な状態になる。この場合には、速やかに全身状態を改善し、感染源を処置する必要がある。

　ウイルスや細菌に感染しても、体に備わっている免疫という防御機構が働いて、通常はすぐに細菌を排除する。しかし免疫が発達していない乳幼児や、免疫が衰えているお年寄りでは、ウイルスや細菌が感染しやすくなる。一方、寝たきりの人や抗生物質を投与されているなどのために抵抗力が衰えている場合は、健康な人では肺炎の原因にはならないような、緑膿菌やカンジダなどの真菌（カビ類）でも肺炎の原因菌となり、問題となっている。このように健康な状態ではめったに感染しない菌による感染を**日和見感染**または**院内感染**と呼んでいる（表7）。

　また、65歳以上の肺炎を特に**老人性肺炎**といい、死因となることも多く、十分な注意が必要である。老人性肺炎の重大な原因の一つに**誤嚥性肺炎**があり、これは、お年寄りでは、寝ているあいだに唾液が気管のほうに流れ込み（誤嚥）、唾液に含まれる病原微生物が気管支から肺の中に入り感染を起こすことがよくある。誤嚥性肺炎を生じやすい疾病には、糖尿病、脳卒中、逆流性食道炎などがある。

> **肺炎が疑われる症状**
>
> ・かぜの症状が１週間以上続く。　　・熱が下がらない、逆に高くなる。
> ・黄色い痰が出る。　・せきがひどい。　・呼吸困難、胸痛。

> **非定型肺炎の特徴**
>
> 　非定型肺炎は肺をエックス線撮影すると、肺炎球菌による肺炎とは微妙に異なった像が得られる。肺炎球菌による肺炎の患者は胸に聴診器をあてるとバリバリという雑音がはっきり聞こえるが、非定型肺炎の場合はあまり音が聞こえない。症状も非定型のほうが咳が多いという特徴がある。若い人にはマイコプラズマ肺炎が多くみられる。

(3) 慢性閉塞性肺疾患

　長年の喫煙などが原因で、日常的に息切れに悩まされる肺疾患でＣＯＰＤ（シーオーピーディ）（Chronic Obstructive Pulmonary Disease）と一般的に呼ばれ、一方では**タバコ病**ともいわれている。COPDには、酸素と二酸化炭素を交換する「肺細胞」がくずれる肺気腫と、細い気管支に炎症が起こる慢性気管支炎などがある。

① 慢性気管支炎…２年間連続して、少なくとも冬季３カ月間ほぼ毎日、せきと痰がみられるという診断基準をみたす気管支炎である。何らかの原因で気管支表面での粘液の生産が、慢性的に過剰に続くようになったもの。高齢者に多い病気。症状は、ほぼ毎日持続する痰とせきが特徴。

② 肺気腫…肺胞が壊されガス交換をする場所が減少し、肺の弾力性が弱まって呼吸がスムーズに行えなくなる病気。徐々に進行して自覚症状は50〜60歳代になってから出現することが多く、息切れが最も特徴的な症状である。患者のほとんどが喫煙者で、男性に多くみられる。

(4) 気管支喘息

　気管支が一時的に狭くなって起こる呼吸困難の発作を繰り返すが、発作と発作との間は症状はほとんどない病気である。呼吸困難は突然出現することが多く、これを**喘息発作**という。原因にはいろいろなものの関与が考えられているが、代表的なものがアレルギーで、アレルギーを起こす素（アレルゲン）としてはさまざまなものがある。
　ウイルスや細菌の感染、運動なども原因となり、自律神経の失調やストレスなどの精神的要因も関与しているといわれている。発作は一般に夜間に多く、呼吸のたびにゼーゼー、ヒューヒューという音が聞こえる。発作は普通一時的なもので、治療によって、また軽いものは自然に治る。せきや痰も出る。呼吸困難が強くなると横になった姿勢では息ができず、座っていなければ息もできなく（**起坐呼吸**）なる。

(5) 肺結核

　結核菌による肺の感染症である。かつての日本の国民病であった**肺結核**は、抗生物質の出現により1950年ごろより急速に死亡率が減少し、今日では、結核は過去の病気であるかのように思えるが、現在でも高齢者や長期治療のため多くの薬剤を用いている患者など、抵抗力が低下している人を中心に発病している。

　一方多くの抗結核薬が効かず、WHO（世界保健機関）が警戒を呼びかけている超多剤耐性結核菌に、国内でも感染者が出ていることが判明した。WHOは最初の治療で試すイソニアジドなど、2種類の薬に耐性がある結核菌を**多剤耐性**と分類。さらに、カナマイシンなど2度目以降に試すいくつかの抗結核薬にも耐性があるものを**超多剤耐性**と定義している。

(6) 肺がん

　肺、気管支に発生するがんで、日本においては最近、著しく増加の傾向を示し、喫煙による害を原因とする報告が多く、年間死亡者数が男性の場合、がん死亡で最多、女性は大腸がんに次いで多い。50歳以上に多いが、特に70歳以上の高齢者で急増している。

　喫煙により肺がんが発生するリスクは、男性で4～5倍、女性では2～3倍に高まる。また、受動喫煙では、肺がんのリスクが1.1～1.2倍になるといわれている。肺の奥のほうにできるがんを「末梢型肺がん」、肺の入り口に近い太い気管支にできるがんを「中心型肺がん」という。肺がん死亡者数は、年間6万人に上り、日本のがんの部位別死亡率の第1位を占めている。

(7) 自然気胸

　肺側胸膜に孔があいて、気管支から肺胞を経て胸膜腔内に空気が流れこむと、胸膜腔内の圧が上がって外気圧と等しくなって、肺はふくらむことができず縮んだ状態になる。この状態を**気胸**（ききょう）という。気胸は外傷や医療の処置などの外因によって起こることがあるが、肺側胸膜を破るような力が外部から加わらないのに、自然に肺に孔があいて起こるのが**自然気胸**である。自然気胸の起こる原因は、肺表面の組織の一部が弱くなると**ブラ**という袋状のものができ、これが破れると胸膜腔に空気がもれて肺が縮んでしまうことによって気胸が起こる。自然気胸は、背が高くやせ型で、胸板の薄い15歳～25歳ぐらいまでの若い年代の男性で起こりやすいが、最近では高齢者にも増加の傾向が見られる。

　近頃の研究報告によると、気胸は**ストレス**がたまっている環境で起こることがわかり、気胸はストレスと非常に密接な関係があり、一方、喫煙は確実に肺組織を壊し、気胸の発生につながる危険が高いといわれている。気胸の治療法の一つに痛みや傷の小さい胸腔鏡手術があるが、これが一般的な治療法として普及している。しかし、この方法での「ブラ」の切除手術は気胸を根治するのではなく、再発頻度を低くするということである。この再発をより少なくする治療法はいくつかあるが、中でも肺の切除部分に体内で吸収される人工膜のメッシュをかぶせてしまうカバーリング法が有効といわれている。この方法は、肺の表面を覆うことで「ブラ」ができても破れないようにするという考えである。

(8) 突発性間質性肺炎

病名というより症状をいい、発症の原因はさまざまで、肺胞壁（間質）の炎症により肺炎症状を示し、呼吸困難などがみられる。

(9) 肺ＭＡＣ症

MAC（マック）とは、非結核性抗酸菌という仲間の細菌の一種で、このうち8割程度が肺に感染するといわれている。この菌は、プール、噴水などの水の周りや、土中、動物のフンなど身近な環境に生息している。病気を起こす力は強くないが、水やほこりに混じって体内に入ると発症するとみられる。菌の形が結核菌と酷似し、せきや血痰、発熱、倦怠感といった症状も肺結核と似通っている。しかし、結核とは違い、人から人へは感染せず患者を隔離する必要はない。重症化すると、喀血や呼吸困難を起こして命にかかわる。

薬が効きにくく、現状では確実な治療法がなく、何種類かの薬を併用する必要がある。菌が増殖した肺の部分を手術で切除する場合もある。今日、肺MAC症は、年間8,000人程度発症しており、その大半が女性、特に中高年が際立って多いといわれている。

2. 循環器疾患

(1) 動脈硬化

動脈硬化とは、動脈の壁にカルシウムや脂質（コレステロール、中性脂肪）などがたまり、弾力を失って硬くなり、動脈の壁が厚くなって血管の内腔が狭くなった状態をいう。

通常、若く健康な人の血管はしなやかで、血管の内壁もきれいである。しかし、個人差はみられるが、加齢にともなって血管壁をつくっている線維が増えて血管の壁が厚くなり、血管壁にカルシウムなどがたまる石灰化という現象が起こってくるために、血管は次第に弾力を失い、硬くなってくることがみられる。

一方、血液中のコレステロールが血管の壁にたまると、ぷよぷよと柔らかくなり、おかゆのような性状（粥腫（じゅくしゅ）・アテローム）ができる。これを**アテローム（粥状（じゅくじょう）動脈）硬化**という。さらに、血管に**血栓**という血の塊ができやすくなり、完全に血管がつまってしまうことがある。アテローム硬化は、心臓、脳、頸部あるいは四肢などの動脈に起こりやすく、心臓に動脈硬化が生じれば狭心症や心筋梗塞となり、脳や頸動脈では脳梗塞、四肢の動脈では閉塞性動脈硬化などの重大な病気を引き起こす原因となる。

動脈硬化の危険因子は、喫煙、肥満、脂質異常症、高血圧、糖尿病などがある。

> **動脈硬化の治療**
>
> 脂質異常症の予防や治療が重要で、食事療法を行うことが基本。その他、動脈硬化の危険因子である肥満の予防や糖尿病、高血圧症、慢性腎臓病などの治療も重要。また、薬物療法がある。

(2) 動脈硬化の新診断基準

　日本動脈硬化学会は、平成19（2007）年4月に動脈硬化に関する新しい診断基準を発表した。動脈硬化症の危険因子の指標だった総コレステロール値を動脈硬化の診断基準から外し、**悪玉コレステロール**と呼ばれるLDL（低比重リポタンパク）コレステロール値で診断することとした。総コレステロール値は、LDLコレステロールと**善玉コレステロール**ともいわれるHDL（高比重リポタンパク）コレステロールなどを合わせた数値をいう。LDLが全身にコレステロールを運ぶのに対し、HDLは余分なコレステロールを血液中から回収し動脈硬化の進行を抑える働きがある。日本人にはHDLコレステロールが高いケースが多く、LDLコレステロールが高くない総コレステロール血症が見られることがある。

　したがって、新しい診断基準においては、総コレステロール値は動脈硬化症の診断基準や管理基準から外し、あくまでも参考値にとどめ、LDLコレステロール値で判断することとした。また、動脈硬化危険因子として、HDLコレステロールが低い低HDLコレステロール血症も含まれるので、従来の診断基準で用いられてきた**高脂血症**という表現は適切でないこと、および諸外国の表現と統一するために**脂質異常症**に変更された。

【脂質異常症の診断基準】（空腹時採血）

高LDLコレステロール血症	LDLコレステロール ≧ 140 mg/dℓ
低HDLコレステロール血症	HDLコレステロール < 40 mg/dℓ
高トリグリセライド血症	トリグリセライド ≧ 150 mg/dℓ

コラム15　コレステロール論争

　コレステロールが高いと、心筋梗塞の危険性が高まり、「下げるべきだ」とする従来の常識に対して、「高めのほうが長生きできてよい」との主張が出され論争になっている。以下では二つの学会と一つの団体の見解を示す。

コレステロール値をめぐる考え方

学会・団体	主張	理由
日本動脈硬化学会	LDLコレステロール140 mg/dℓ以上は脂質異常症と診断	数値が高くなるにつれて、心筋梗塞になる危険が増す
日本脂質栄養学会	高めのほうが長生き	がんや肺炎など全ての死因を含めると、高めのほうが死亡者数は少ない
臨床研究適正評価教育機構	一律の基準値はなじまない	男女差、心臓病の経験、高血圧など、他の危険因子の有無により、治療が必要かどうか判断すべき

（出典）読売新聞、2011年1月27日。改変。

ただし、高コレステロール血症や高トリグリセライド（中性脂肪）血症を総称した高脂血症という呼称を否定するものではない。なお、脂質異常症の診断基準を前頁（55）に示したが、LDLコレステロール値が 140 mg/dℓ 以上の場合は治療が必要であるが、人によっては 140 mg/dℓ でも動脈硬化を起こすことがある。そこでこの診断基準に LDLコレステロール値 120 〜 139 mg/dℓ の境界域を設け、注意を促している。

（3）狭心症

心臓に酸素を送っている冠動脈が、動脈硬化などによって一過性（一時的）に狭くなり、心臓が必要とする血液が不足したとき（**虚血**）に起きる前胸部の痛み、つまりは**狭心痛**を特徴とする病気。原因として最も多いのは、冠動脈の動脈硬化である。50 〜 60 歳代に多く起こり、一般に男性の方が起こりやすい病気である。

狭心症にはさまざまな種類があり、急いで歩いたりした時などに症状が現れるタイプの「**労作狭心症**」や、睡眠中などのように安静にしていても起こるタイプの「**安静狭心症**」、さらに睡眠中の明け方に起こる「**異型狭心症**」などがある。

狭心症の症状と治療

突然「胸が締め付けられるような痛み」が出現するが、この胸痛は硝酸薬（ニトログリセリンやニトロール）を舌（舌の裏側の毛細血管より吸収）に含むと、3分以内に痛みが消えてしまうことが大きな特徴である。なお最近では、ニトログリセリンを含む貼り薬の利用が普及している。

（4）心筋梗塞

冠動脈が極端に細くなったり、つまってしまって血液が流れなくなり、心臓の筋肉の一部が壊死になった状態。その結果、体中に血液を送り出すポンプとしての機能が悪くなり死亡する危険の高い病気である。50 〜 60 歳代の男性に多く起こる。また、高血圧症、糖尿病、肥満の人がかかりやすい。

心筋梗塞の症状と治療

狭心症よりは激しく長く続いて痛む。運動とは直接関係はなく、胸痛とは、痛いというよりも、押しつぶされるような、耐えがたい苦しさで、前胸部や胸骨の裏側に感じることが多い。治療には薬物療法、カテーテル療法、冠動脈バイパス手術、低侵襲心臓外科手術（オフポンプ手術）などが用いられている。

（5）不整脈

若い健康な人の脈拍数は安静時において、1分間に 60 〜 80 回打つ。**不整脈**とは不規則

図29 不整脈の種類

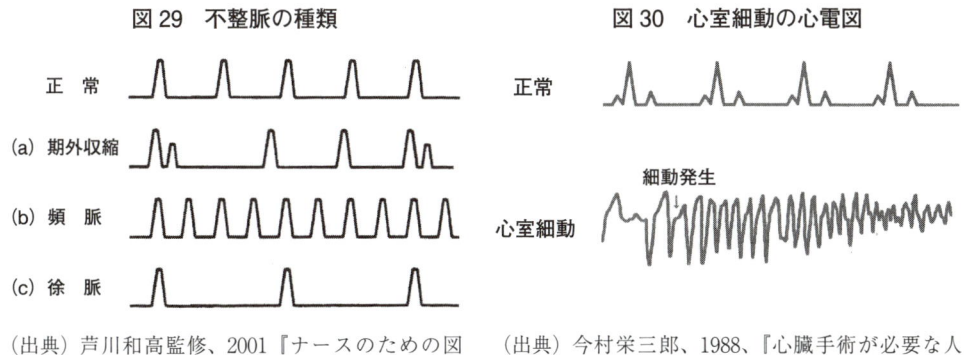

正　常
(a) 期外収縮
(b) 頻　脈
(c) 徐　脈

（出典）芦川和高監修、2001『ナースのための図解からだの話』、学習研究社。改変。

図30 心室細動の心電図

正常
細動発生
心室細動

（出典）今村栄三郎、1988、『心臓手術が必要な人に』、主婦の友社。一部改変。

な脈拍のことをいう。不整脈の起こる原因は、洞結節から刺激が伝わるルートに異常が起きたり、他の部分から刺激が出たりした場合である。

　そうすると心臓がドキンとしたり、心臓が一時止まったように感じたり、脈がとんだりして脈が不規則になる（**期外収縮**）、脈拍が異常に速くなる（**頻脈**）、脈拍が異常に遅くなる（**徐脈**）の３つの不整脈のうちどれかが出現する（図29）。不整脈のうちで最もポピュラーなのが期外収縮で、不整脈のうち少なくとも70％を占めるが、この程度の期外収縮にとどまっている限り大きな問題とはならない。

　厄介なのは頻脈や徐脈になるケースである。心房と心室の間にある房室結節に、心房から異常な刺激が伝わっても、正常な刺激に戻す仕組みの働きが房室結節に備わっている。しかし房室結節自体に異常があったりすると、心室が極端な頻脈状態になってしまうことがある。すなわち**心室細動**という状態（図30）で、心臓がけいれんしたようになって血液を全く送れなくなってしまう。この場合、細動を止めない限り生命に危険が及ぶ。

　洞結節からの刺激が房室結節で完全にブロックされて電気信号が心室へと伝わらなくなると、心室は毎分30～40回という自分のペースで脈打つようになる。この状態を**完全房室ブロック**という。この場合は徐脈のため頭に十分な血液がいかなくなって、失神やめまいを起こすことがある。一方、洞結節以外から１分間に400～600回もの刺激が発生すると、心房が細動を起こし、激しい動悸（心臓の拍動を自覚すること）や息苦しさを生じる。頻脈であっても徐脈であっても、脳に送り出す血液が不足するため意識を失い、そして生命に危険が及ぶことがある。

　不整脈の検査は、大部分は通常の心電図検査、運動負荷心電図検査や、ホルター心電計による検査（24時間心電図検査）で治療を要するかどうか診断がつく。

　どのタイプの不整脈かがわかれば、通常は薬で治療ができるが、重度の徐脈型不整脈の場合には心臓を電気的に刺激する機械（**ペースメーカー**）を植え込むこともある。また、心室細動を抑えるのに電気ショックによる除細動の機械を用いる場合がある。

最近では、一般の方でも操作できる自動体外式除細動器（Automated External Defibrillator：ＡＥＤ）の普及の傾向がみられる。一方、重度の心不全患者の場合、心臓の収縮が左右ばらばらで、さらに心室細動を起こすこともある。左右の心室に電気信号を送ることができる両心室ペースメーカーが、2000年前後に欧米で登場。国内では平成16（2004）年4月に保険適用された。さらにその後、除細動器付き両心室ペースメーカーが登場し、平成18（2006）年夏、保険が適用された。

(6) 心臓弁膜症

　心臓は血液を送り出すポンプの働きをしているが、ポンプに弁があるように、心臓にも三尖弁、肺動脈弁、僧帽弁、大動脈弁の4つの弁（弁膜）がある。

　これらの弁は血液を送り出すときには開き、血液を送り出した後には閉じる仕組みになっているが、弁が故障した状態を**心臓弁膜症**と総称している。

　このうち、弁が十分に開かないものを**狭窄症**といい、血液を十分に送り出せなくなる。逆に弁の閉じ方が不十分なものを閉鎖不全症といい、いったん流れ出た血液が逆流してくる。一つの弁にこの両者の故障が起きることもあり、これを狭窄兼閉鎖不全症という。弁の故障が一つの弁だけでなく、二つ以上の場合を連合弁膜症という。

　心臓弁膜症は、主に大動脈弁の病気と左心房と左心室を隔てる僧帽弁の病気がある。心臓弁膜症を治す手術には、人工弁を入れる弁置換術と人工弁を作り直す弁形成術がある。

> **心臓弁膜症の症状の特徴**
> ・心臓の働きの低下　・呼吸困難　・むくみ　・肝臓の腫れ　・尿量の減少

(7) 大動脈瘤

　偶然、発見されることが多い。動脈のある部分が、生理的な範囲を超えて、瘤状にふくらんだ場合を**動脈瘤**という。動脈瘤が、全身へ血液を送るルートの根幹ともいうべき大動脈に発生したのが**大動脈瘤**である。

　大動脈は、心臓から横隔膜までを胸部大動脈、横隔膜から下の部分を腹部大動脈と分けて呼び、大動脈瘤の大部分はこのどちらかに起こるが、まれに横隔膜の上下にかけて起こる胸腹部大動脈瘤が発生することがある。大動脈瘤は壮年期から老年期の男性に多い病気で、高血圧による動脈硬化の促進、梅毒（感染後、10年以上の第四期。脳・脊髄などの中枢神経系や心臓・血管系が侵され、大動脈瘤が発生することがある）、先天的な動脈壁の異常、外傷、動脈壁の炎症などが原因で起こる。

　動脈瘤はどこの部分の動脈にも起こるが、特に大動脈瘤が恐れられるのは大動脈瘤が大きくなると、突然に破裂して大出血を起こし死亡するからである。大動脈瘤は、健康診断の際に胸部X線撮影で偶然に発見されることが多いが、破裂する前に手術で治しておく

べきである。例えば、破裂しても早期に手術を受ければ助かる可能性がある。

(8) 解離性大動脈瘤

大動脈瘤の内膜にさけ目ができて、心臓から押し出された直後の血液が流れるために大動脈壁が内側の膜と外側の膜とに分離されてしまい（**解離**(かいり)）、うすい外側の膜のほうがふくらんでくる。胸部大動脈瘤に発生しやすい。

(9) ビュルガー病

四肢の動静脈に炎症が起こり、そこに血栓ができて内腔をふさいでしまう（血栓閉塞）と、血液の流れが悪くなり、その先の末梢組織が壊死におちいり紫色や黒色に変色する。原因不明の**難病**に認定されている。

> **コラム 16　難病**
>
> 厚生労働省は、①患者が少ない、②現在の医療では抜本的な治療法が見つかっていない、③病態が未解明で原因が不明、④日常生活への影響が大きいなどの四つの条件が当てはまる病気を「難病」としている。その数は 500 〜 700 ともいわれている。難病患者への国の医療費助成が始まったのは昭和 47（1972）年。助成対象疾患は、ベーチェット病、多発生硬化症、重症筋無力症、全身性エリテマトーデスの 4 つから現在 56 に増えている。しかし、平成 26（2014）年度から、医療費助成の対象が 300 を超える病気に拡大されることを厚生労働省の審議会（厚生科学審議会疾病対策部会難病対策委員会）が具体的内容を検討中である。

(10) 大動脈炎症候群

大動脈に原因不明の炎症が起こり、血管が肥厚し、かたくなり、内腔が狭くなって血液が通りにくくなる病気。

3. 血液疾患

(1) 貧血

赤血球に含まれている全身の細胞や組織に酸素を送り届ける働きをする血色素（**ヘモグロビン**）の量が減り、臓器や組織へ酸素を十分に供給できなくなった状態を**貧血**という。貧血の一般的な自覚症状は動悸、頭痛、息切れ、めまい、呼吸困難などである。原因はさまざまで、その原因によって分類される。

> **コラム 17　脳貧血**
>
> 低血圧などのため一時的に脳の血液量が減少し、フラフラして倒れる場合をいう。

① 赤血球の産生の低下

赤血球が産生されるためには、ヘモグロビンに含まれる鉄、ビタミン B_{12}、葉酸などの栄養素が必要であるが、これらが不足したりして赤血球の産生がうまくいかなくなって貧血を起こす。生体内の鉄欠乏により、ヘモグロビン合成が障害されて起こるものが**鉄欠乏性貧血**で、ビタミン B_{12} や葉酸が不足して赤血球の細胞が異常に大きくなり貧血を起こすものを巨赤芽球性貧血（赤血球、ヘモグロビンの極度の減少）といい、その代表的なものが**悪性貧血**である。また、腎臓、肝臓、甲状腺などの機能が悪くなって起こる二次性貧血といわれるものもある。

② 造血能力の低下

骨髄で赤血球をつくる働きが弱くなって、赤血球が減る**再生不良性貧血**といわれるものがある。日本人には比較的多いとされている。なお、この貧血の場合、赤血球や血小板も減少してくる。感染しやすく、止血しにくい状態になる。

③ 赤血球の崩壊亢進

普通、骨髄の造血機能と末梢血液の赤血球、ヘモグロビン量は、過不足のないよう調節されているが、赤血球の寿命が約 120 日であるといわれ、全赤血球の 120 分の 1、約 0.8％が毎日崩壊し、新生赤血球が補給されてバランスを保っていることになる。

この場合いくらか多めに破壊されるようなことがあっても、骨髄の造血機能に余力があるため、減少した分の赤血球はすぐ補給できるようになっているが、その代償作用にも限度があり、高度に崩壊すると、アンバランス化して貧血が起こる。

こうして起こる貧血を**溶血性貧血**（赤血球の寿命が短くなって骨髄での血液の製造が間に合わなくて起こる貧血。溶血とは、赤血球が次々と壊され、赤血球内のヘモグロビンが血液に流れ出した状態）といっているが、遺伝性のものや、赤血球は正常につくられているが、赤血球に対する抗体を自分でつくって自己破壊する・自己抗体などの作用によって赤血球が壊される後天的なものの 2 種類に分けられる。また、赤血球の生成、破壊に至るまでの経路をエリスロンというが、このエリスロンの障害によって貧血が起こることもある。

④ 急激な貧血

外科手術のときの出血や胃潰瘍、肝硬変などで吐血が続いたりしたときで、こういった場合、急性失血による貧血といっている。慢性的に身体から徐々に失血して貧血になるという場合もある。やはり失血による貧血だが、この場合の貧血症状は、鉄分不足による貧血の場合と同じことで、病態的には鉄欠乏性貧血の一環として考えるのが適当である。

(2) 白血病

血液中の白血球が異常に増加する病気で、急性と慢性に分類される。急性の場合、正常

な白血球が減少して成熟過程にある幼若白血球が増えるため、免疫機能が低下して感染症にかかりやすく、さらに全身の倦怠感、貧血、発熱、出血などの症状が現れる。

急性白血病のうちの**急性骨髄性白血病**は、骨髄の細胞ががん化する病気で、10万人に5～6人が発症する［平成19(2007)年度現在］。かつては不治の病とされたが、健康な人から提供された骨髄を移植する治療などで治る患者が増えた。抗がん剤治療などでも65歳以下なら30～40％が治るといわれている。なお、最近では白血病の再発予測検査にがん細胞が持つ遺伝子(WT1)診断が治療目安におこなわれはじめている。一方、慢性の場合、幼若型から成熟型まですべての白血球が増え、脾臓や肝臓が異常に肥大することがある。

(3) 成人Ｔ細胞白血病（ＡＴＬ）

西日本に多くみられる家族的発生を特徴とする成人発症型の白血病で、原因はヒトＴ細胞白血病ウイルス型（HTLV-1）の感染による。

感染経路は、輸血、性交（男性から女性への感染のみ）、母乳の3ルートであるが、**母乳感染**が重視される。一方、HTLV-1 の感染により、歩行困難や排尿がしにくくなるなどの症状が現れる HTLV-1 関連脊髄炎（HAM）が発症する HTLV-1 感染者は全国に 120～150万人いると推定される（平成11年度調査）。

このウイルスに感染しても多くは無症状だが、40～60年の潜伏期間を経て5％の人がATLを発症したり、0.3％の人が HAM を発症したりする。

(4) 血友病

第Ⅷ凝固因子、および第ⅠⅩ凝固因子の活性が遺伝的・先天的な欠損のため出血傾向をきたす疾患。血友病を起こさせる遺伝子は、Ｘ染色体にある。

遺伝形式は、**伴性劣性遺伝**で男性に現れる確率が非常に高い。出血症状を認めるため、治療は欠損している凝固因子製剤の定期的な輸注である。

> **コラム18　伴性劣性遺伝**
>
> 伴性とは性染色体異常のことを意味し、伴性劣性遺伝とは病的遺伝子がＸ染色体上にあり、外見上は健康に見える女性によって子孫に伝えられる。稀な場合を除いては、男子だけに発症する遺伝子をいう。主な疾患としては、血友病、進行性筋ジストロフィー症（デュシエンヌ型）、色覚異常などがある。

(5) 悪性リンパ腫

リンパ組織は、感染などから身体を守る重要な働きをしている。このリンパ組織を構成するリンパ節、脾臓、扁桃などの細胞が悪性化してリンパ球が無制限に増殖する病気で、白血病と並ぶ血液のがんの代表である。その原因としては、リンパ球の遺伝子上の欠陥によるものではないかと考えられている。

（6）骨髄腫

身体の健康を守る免疫の一翼を担う抗体はタンパク質でできていて、**免疫グロブリン**と呼ばれている。この免疫グロブリンは骨髄に存在する形質細胞でつくられるが、この形質細胞ががん化して骨髄腫細胞といわれる異常な細胞になり、無制限に増殖する病気。

形質細胞の働きが低下する一方、正常な血液をつくる骨髄の働きも傷害される。40歳以上の発症が多く、骨の痛み、倦怠、息切れ、動悸、貧血などの症状が現れる。

4. 消化器疾患

（1）食道がん

食道の内側を覆っている粘膜は、扁平上皮という組織でできている。この上皮にがんが発生しやすい。50〜60歳の男性に発症率が高い。

（2）逆流性食道炎

食道に炎症が起こった状態を**食道炎**という。食道炎で最も多い原因は、胃液や胆汁が食道に逆流して生じる**逆流性食道炎**である。

食道は、胃や十二指腸のように強い酸に対する防御システムを備えていないので、食道に酸が逆流するとひとたまりもない。逆流の原因としてまず考えられるのは、食道と胃がつながっている下部食道部分の括約筋の機能低下である。

> **逆流性食道炎の予防法**
> - 食事の後にすぐに横にならない。
> - 寝る時は上体を高くする。
> - ゆったりとした服装で。
> - 肥満や便秘は解消を。
> - 食事は一度に少量で。
> - 胃酸の分泌を高めるもの（脂っこいもの、甘いものなど）や、刺激性のあるもの（タバコ、コーヒーなど）は控えめにする。

（3）急性胃炎

上腹部の痛みやむかつき、嘔吐などを起こす急性胃炎には、暴飲暴食や刺激性食品の飲食が原因の急性外因性胃炎と、消化管以外の臓器の病気や急性の感染症（感冒・インフルエンザ）などに合併して起こる急性内因性胃炎がある。

（4）慢性胃炎

精神的なストレスが原因で胃液の成分である塩酸やペプシンが多く分泌され、胃壁（胃

の粘膜）に慢性の炎症を起こす。胃の痛みや胸やけなどが主な症状で、大部分が**萎縮性胃炎**（胃の粘膜上皮がうすくなる）という型である。

(5) 胃潰瘍・十二指腸潰瘍

潰瘍（かいよう）とは皮膚や粘膜が欠損してでき、えぐれたような状態のことをいう。潰瘍は口唇から肛門に至るまで、消化管のどこにでもできるが、最も多いのが胃や十二指腸にできるもので、これらはともに消化性潰瘍と呼ばれている。

1983年に発見された**ヘリコバクター・ピロリ菌**（以下ピロリ菌）は、口から感染する。ピロリ菌の一部は糞便などに混じって体外にでることがあり、それが混入した水を飲んだり、付着した食品を食べたりすることが感染の主な原因だといわれている。

ピロリ菌は、胃の中に中性に保たれた粘液の中にすみつき、みずからアルカリ性のアンモニアをつくることで胃酸から身を守る。ピロリ菌が長く胃にすみ続けると、ピロリ菌がつくるアンモニアや毒素によって胃の粘膜が障害されるようになって慢性胃炎が起こり、胃潰瘍や十二指腸潰瘍、さらには胃がんに進行する場合がある。

ピロリ菌を排除する方法として、胃酸の分泌を抑えるプロトンポンプ阻害薬と、抗菌薬のアモキシシリンとクラリスロマイシンの計3種類の薬を1日2回、7日間続けて服用する。

潰瘍になる主な原因

胃酸やペプシンから胃や十二指腸の粘膜を守るシステムが、なんらかの原因で機能しなくなってしまうことによる。原因について現在、有力とされているのはバランス説で、粘膜を傷つける原因となる攻撃因子と、それを阻止しようとする防御因子の二つのバランスが崩れ、攻撃因子が強くなったときに潰瘍ができるという考え方である。

攻撃因子は、胃から分泌される胃酸やペプシン、あるいは飲酒、喫煙、ストレスさらにヘリコバクター・ピロリ菌などがあげられる。一方、防御因子は、粘膜を覆う粘液、粘膜の抵抗力、粘膜内の血液などである。

潰瘍の主な症状と治療

潰瘍は、胃や十二指腸が「やけど」を負っているようなものであるため、症状で最も多いのは、上腹部やみぞおちの痛みである。その半数は空腹時に現れ、食べると痛みが和らぐのが特徴である。

この特徴は十二指腸にやや多い。痛みの程度や種類は、シクシクと持続的であることが多いが、胃壁や十二指腸に穴があいたり（穿孔（せんこう））すると、のたうちまわるような痛みに襲われたり、腹膜炎を起こしたりする。この他、膨満感、吐き気、胸やけ、食欲不振に悩まされることもあり、十二指腸潰瘍では吐血、下血が比較的多く見られる。治療の基本は薬物療法による。

> **胃潰瘍と十二指腸潰瘍との違い**
>
> ● 胃潰瘍は 50 〜 60 歳代に多い。
> ● 胃潰瘍のほうが致死率が高い。
> ● 胃潰瘍は、がんとの関連性は十二指腸より高い。
> ● 十二指腸潰瘍は 40 〜 50 歳代に多く発症するが、最近は高齢者にも多い。
> ● 十二指腸潰瘍は、胃液分泌が亢進している例が多い。
> ● 十二指腸潰瘍のほうが、自覚症状が強い。
> ● ヘリコバクター・ピロリ菌による感染率は、胃潰瘍で 60 〜 80％、十二指腸潰瘍で 80 〜 100％（95％）。

(6) 潰瘍性大腸炎

潰瘍性大腸炎の多くは通常、下痢や腹痛が続いた後、血便になり、1 日 6 回もの激しい血便が続く。ある日突然、血液の混じった下痢となり、驚くこともある。30 年前は珍しい病気だったが、現在、患者は全国で約 14 万人［平成 24（2012）年度末］を超えている。

発症年齢のピークは 20 歳代から 30 歳代で、50 歳代以降に発症する例もよくみられる。発症の原因は、食の欧米化の影響が指摘されているが、はっきりした理由はわかっていない。

病原菌から体を守るはずの白血球が、自らの大腸の粘膜を攻撃する免疫異常が一因と考えられている。風邪からの腸炎と間違われることもあり、確定診断には内視鏡による検査が必要といわれている。大腸の炎症が潰瘍部分に面的に連続していることが特徴。

一番軽いケースは直腸だけの潰瘍で、この場合は下痢でなく便秘だけという症状もある。現在は診断基準と治療基準が確立し、根治はできないが薬の投与で 9 割の人はよくなり、普通の人と同じように社会生活が送れるようになった。しかし、1 割の患者は難治性で血便が続き副腎皮質ステロイド剤や免疫抑制薬さらには、TNF-α 抗体製剤を使ったり、大腸部分をすべて切除する外科手術も行われる。なお最近の治療法の一つに、炎症にかかわる白血球の成分を、血液から取り除く血球成分除去療法が用いられている。

現時点では再発を防ぐため、薬は少ない量ながら飲み続ける必要があるといわれており、さらに患者には、悪化させないためにストレスを持たない・風邪をひかない・腹部を冷やさない三つの管理が大切である。

(7) クローン病

クローン病は 10 歳代から 20 歳代の若い世代の人に多く発病し、患者は現在、約 4 万人［平成 24（2012）年度末］を超えている。

症状は、やはり下痢や腹痛であるが、潰瘍性大腸炎と違う点は通常の下血の頻度は少ないということである。特にこの病気に特徴的なのは、発熱・痔ろう・体重減少である。炎症や潰瘍は、主に小腸と大腸にとびとびにできるが、口から肛門までのあらゆる消化管に出ることがある。症状が多岐にわたるため、他の病気と類似していることが多く、正確に

クローン病と診断するには多少時間がかかる場合がある。

やはりまだ根治はできず、副腎皮質ステロイド剤や免疫抑制薬さらには、TNF-α抗体製剤などを用いる薬物療法や栄養療法で炎症をコントロールする。活動期は食べ物が強い刺激となるため、現在の治療法は成分栄養剤などを使った栄養療法が中心となっている。潰瘍性大腸炎の場合、外科的に切除してしまえば再発はないが、クローン病では、切除すると残った部分に潰瘍が再発して悪化することも多いといわれている。

(8) 機能性胃腸症

内視鏡検査で胃に潰瘍やがんなどの異常が見つからないのに、胃の不快な症状が続く状態を総称して**機能性胃腸症**と呼ぶ。これまでは胃下垂、胃けいれん、神経性胃炎などと呼ばれてきたものが、機能性胃腸症に含まれる。まだ解明が進んでおらずはっきりした原因が特定できないことも多くある。胃の機能が低下する原因としては、主に加齢によって、自律神経の働きが低下する、内視鏡ではわからない微細な炎症が粘膜やその奥にある筋肉に起きていることなどが考えられる。胃の機能が低下した場合、食事にともなって起こる症状は、胃もたれ、みぞおちが焼けるような感じなどである。

また、ストレスも機能性胃腸症の原因となる。ストレスがあると、脳からはストレスホルモン（CRH: 副腎皮質刺激ホルモン放出ホルモン）の一種が分泌され、その作用によって、「脳の機能に影響し、症状を感じやすくなる」・「胃や十二指腸の機能に影響し、機能低下や知覚過敏を引き起こす」ことが起こると考えられている。

(9) 過敏性腸症候群

過敏性腸症候群は、血液検査や検便、エックス線検査、内視鏡による検査では異常が見つからないのに、腹痛や腹部の不快感をともなう下痢や便秘を繰り返す病気。原因はよくわかっていないが、多くは精神的なストレスが関係しているとされている。この症候群のタイプには、下痢型（下痢が中心）、便秘型（便秘が中心）、混合型（下痢と便秘を交互に繰り返す）に分かれ、男性は下痢型が、女性は便秘型が多いといわれている。

(10) 高齢者の腸炎

高齢者に起きやすい腸の病気に、**虚血性腸炎**と**大腸憩室炎**がある。この二つの病気は、高齢者の場合には症状が強く出やすく、重症になると緊急手術が必要になることもある。

虚血性腸炎は多くの場合、腸の血管の壁にコレステロールなどが沈着し、血管の内腔が狭くなって血流が低下する動脈硬化や便秘などが原因で発症する。このようなことから虚血性腸炎は、腸の血流が悪くなって大腸の粘膜に炎症が生じ、むくみやただれ、潰瘍などの病変ができる病気である。大腸憩室炎は大腸の壁が外側に押し出されてできた、直径数mm程度のくぼみ（憩室）に炎症が生じる病気である。自覚症状として右下腹部や左下腹部あたりに急に痛みが起こり、炎症がひどくなると発熱する場合もある。高齢者の大腸に

憩室ができる原因の一つとして加齢とともに大腸の壁が弱ってくることがあげられる。

(11) 虫垂炎

虫垂の急性化膿性の炎症で俗に盲腸炎といわれることもあるが、実は盲腸の炎症ではない。10～20歳代に多くみられる。原因はいろいろと考えられているが、はっきりとしていない。虫垂の壁に穿孔（穴があく）が起これば、腹膜炎を生じ危険となる場合がある。

(12) 胃がん

日本での**胃がん**の発生率は最も高く、男性のがんでは1番目、女性のがんでは3番目に多いとされ、がんの死亡の2位が胃がんである。胃がんの発生に関わる危険因子は、ヘリコバクター・ピロリ菌、食生活（特に塩分のとりすぎ）、喫煙などがあげられる。

加齢にともなって胃の粘膜が徐々に萎縮すると、胃の粘膜が発がん物質にさらされやすくなるといわれている。胃がんは十二指腸とつながる幽門付近に発生しやすいとの報告がある。早期の段階でがんが発見できれば、患者の体への負担が少ない内視鏡治療を用いる場合がある。

(13) 大腸がん

最近、**大腸がん**の発生は急激に増えており、胃がんについで2位と多く、女性の部位別死因では1位といわれている。大腸の中で、肛門に近い直腸とS状結腸の部位にがんが発生しやすく、ここにできるがんが全体の7割を占めている。大腸がんが発生する原因は、まだ明確になっていない。しかし、次のような人に多いことがわかっている。すなわち、肥満がある、運動不足、高脂肪・高エネルギーの肉が好き、飲酒、喫煙、大腸がんを発症した親族がいる、ストレスがある、40歳以上などである。

5. 肝・胆・膵疾患

(1) 急性肝炎

主にウイルスが原因で起こる急性の肝臓の炎症で、原因ウイルスの代表にA型、B型、C型肝炎ウイルスがある。感染してから症状を起こすまでの潜伏期は、**A型肝炎**は2～3週、**B型肝炎**は6～23週間、**C型肝炎**は2週間～6カ月である。

A型感染は食べ物から経口的に、B型肝炎は輸血および出産時に母から子供へ、または性交、さらには唾液（キス、食べ物の口移し、同じスプーンの使用など）などで、C型肝炎では輸血（血液製剤も含む）、注射器の使い回しなどによる。

> **急性肝炎の症状**
>
> 全身倦怠感、全身脱力感、食欲不振、悪心、嘔吐、発熱など。このような症状の出た数日後に黄疸が現れ、目の結膜や皮膚が黄色になったりする。

(2) 劇症肝炎

急性肝炎のうち肝障害が著明で急速に全身状態が悪化し、意識障害や脳障害を生じたもの。

(3) 慢性肝炎

6カ月以上肝臓の炎症が持続し、症状や臨床検査値の異常が続くものである。多くはB型やC型肝炎が慢性化したものであるが、アルコール性肝障害や薬剤性肝障害から移行したものもある。B型およびC型肝炎ウイルスによる慢性肝炎から肝硬変を経て、肝臓がんに移行しやすいので注意が必要である。

> **慢性肝炎の症状**
>
> 全身倦怠感、全身脱力感、食欲不振、体重減少、右上腹部の不快感、悪心、嘔吐などがみられる。肝障害が進むと、指の毛細血管が拡張（手掌紅斑）、頸〜胸部の毛細血管が拡張し、まるでクモの足のように放射状にみられたり（クモ状血管腫）、男性でも女性のように乳房が大きくなったり（女性化乳房）する。

> **肝炎の最新治療法**
>
> ●食事療法…鉄分を多く含んだ食品（レバー、赤身の魚や肉、丸ごと食べる小魚や小さな貝類など）は、特にC型肝炎には良くない。またタンパク質を多くとると鉄分も多くなりがちで、たっぷりの野菜をバランスをよくとる。
> ●薬物療法…B型肝炎（インターフェロン、エンテカビル、二者の併用）。C型肝炎〔新型インターフェロン（ペグインターフェロン）と抗ウイルス薬リバビリンの併用〕。

(4) 肝硬変

肝細胞が壊死を起こし肝臓自体が線維化し硬くなった状態。慢性肝炎が進行したもので、日本では約8割はウイルス性肝炎から、2割はアルコール性肝炎からの移行などである。

肝臓の働きは肝硬変の程度で異なる。肝臓の機能がまだ十分保たれている代償期と、機能がかなり低下してさまざまな症状ができる非代償期に分けられる。生命の危険は高い病気だが、死因は消化管出血、肝性昏睡、肝がんなどである。

> **肝硬変の症状**
>
> 全身倦怠感、食欲不振、腹部膨満感など。進行すると黄疸、腹水などが出現する。肝臓の血液の流れが悪くなり門脈の圧が高まると、肝臓に入らずに食道静脈を通って血液が大静脈にいくようになり、食道静脈瘤を形成する。

(5) 肝臓がん

肝臓がんには原発性と移転性があり、原発性ではB・C型肝炎ウイルスが関与するとさ

れている。その約9割は肝細胞がんで、残りは胆管細胞がんである。肝臓がんの多くは、**肝炎ウイルス**による慢性肝炎や肝硬変の一部が肝がんに移行すると考えられている。

> **肝臓がんの症状**
>
> がんの症状は相当進行するまでみられない。合併する慢性肝炎や肝硬変の症状が主である。がんが進行すると、お腹がはり、食欲がなくなり、貧血、黄疸などが現れ、全身が衰弱していく。

> **肝炎ウイルスについて**
>
> ①肝炎ウイルスの種類と性質（表8）
> ②B型肝炎の進行
> 　B型肝炎に感染して急性肝炎になったうち約90％が治癒し、残り10％は慢性肝炎に移行し、その20％が肝硬変になり、肝硬変の50％が肝がんになるといわれている。一方、キャリア［無症状ウイルス保有者あるいはウイルスを持つ持続感染者といい、国内で平成19（2007）年度現在100万人以上いるという］の30％が慢性肝炎になる。
> ③C型肝炎の進行
> 　C型肝炎に感染して急性肝炎になった約20～40％が治癒し、残り60～80％はそのまま持続感染し慢性肝炎に移行する。慢性肝炎が進行すると肝硬変や肝がんになることがある。
> ④C型肝炎ウイルスの検査が必要な人
> 　○ 昭和57（1982）年以前に輸血を受けた人。
> 　○ 平成6（1994）年以前に、フィブリノーゲン製剤あるいはフィブリン糊（非加熱製剤）を受けた人。

(6) 脂肪肝

肝臓に脂肪、特に中性脂肪がたまり、腫脹した状態。原因は肥満、過食、糖尿病、過度の飲酒など。

(7) 胆のう炎

胆のう内の細菌感染症が発生することで、また胆石が胆のうにつまることによる。

(8) 胆石症

肝臓から十二指腸までの胆汁が流れる胆道に、胆石ができた状態。
　胆石が肝臓内の胆管にできた場合が肝内胆石、胆のう内にできた場合が胆のう胆石、肝臓から十二指腸までの間の胆管にできた場合が（肝外）胆管胆石。胆石はその主な成分に

表8 肝炎ウイルスの種類と性質

	A型肝炎	B型肝炎	C型肝炎	D型肝炎	E型肝炎
原因	A型肝炎ウイルス	B型肝炎ウイルス	C型肝炎ウイルス	D型肝炎ウイルス	E型肝炎ウイルス
感染経路	糞便→経口 生の魚介類	手術での輸血、血液製剤の使用、注射器の使い回し、性交（コンドームを用いない）、母子、唾液、消毒不十分な針によるピアスの穴開け、消毒不十分な刺青（タトゥー）	手術での輸血、血液製剤の使用、注射器の使い回し、消毒不十分な刺青（タトゥー）	B型肝炎ウイルスと共感染	糞便→経口 ブタ、シカ、イノシシなどの内臓の生または生焼け、血液※1（輸血、血液製剤）
潜伏期	2～6週間	6～23週間	2週間～6カ月	6～23週間	2～9週間
劇症化	あり	あり	稀	あり	あり
慢性化	稀	しばしば	しばしば	あり	稀
肝がんとの関係	なし	あり	あり	なし	なし
キャリアの有無	なし	あり	あり	なし	なし
摘要	発展途上国で流行	輸血血液より除去 母子感染対策重要※2 出生時のワクチン接種が重要	輸血血液より除去 母子感染は低い 母子感染した乳幼児の約1/3は3歳になるとウイルスが消える	輸血血液より除去	輸血血液より除去 発展途上国で流行 日本でも増える傾向あり
予防接種	あり※3	あり※4	なし	なし	なし

(注) ※1：北海道の献血者でE型肝炎ウイルスが見つかった陽性者は2005年が30人、2006年が39人、献血者約8000人のうち1人に陽性者が見つかる割合で東京の2倍。
※2：1986年から公費で母子感染予防措置がとり入れられ、生まれてすぐ赤ちゃんに免疫グロブリンを注射し、1カ月後から不活化B型肝炎ワクチンを3回接種。生後6カ月になったら十分な抗体ができているかどうかを確認。
※3：不活化A型肝炎ワクチン接種。
※4：不活化B型肝炎ワクチン接種。

よって、ビリルビン胆石と**コレステロール胆石**に分類される。現在の日本では、約8割はコレステロール胆石である。

(9) 膵炎

膵臓から分泌される消化酵素によって、膵臓自体が消化される病気。原因としては胆石症とアルコールの過剰摂取がある。症状が長引くと慢性化する。

（10）膵臓がん

　50歳以上の男性に多いがんで、早期診断が難しいという特徴があり、5年生存率も低い状態とされている。

6. 内分泌・代謝疾患

（1）成長ホルモン分泌不全性低身長症

　成長ホルモン分泌不全性低身長症は平成21（2009）年9月3日、下垂体性小人症が改められた病名である。成長期の成長ホルモンの分泌不足による成長阻害の状態。原因は下垂体前葉の腫瘍が最も多く、下垂体前葉の炎症や遺伝子の異常なども考えられている。

（2）巨人症と先端巨大症

　下垂体前葉に腫瘍や炎症が生じると、大量の成長ホルモンが分泌されることがある。成長過程にある子供の場合は、異常に高い身長と長い手足が特徴の巨人症となる。一方、成長が止まった後に成長ホルモンの分泌が過剰になると、**先端巨大症**となり大きな手足、太い指、あごの突出などの特徴が生じてくる。

（3）尿崩症

　下垂体後葉で分泌される抗利尿ホルモン（バソプレッシン）は、腎臓の尿細管における水分などの再吸収の指令を出す働きをするが、抗利尿ホルモンの生成や分泌が異常に低下すると、水分などの再吸収指令に障害を生じる病気の一つに**尿崩症**がある。尿崩症になると、一日の排泄尿量は10ℓ以上となるため、のどの渇き、多飲、多尿がみられる。

（4）甲状腺ホルモンの異常

　甲状腺の病気の患者は500万人ともいわれ女性に多い。甲状腺の病気は大きく分けて、甲状腺ホルモンを大量に出しすぎてしまう機能亢進症と、逆にホルモンの出が少なくなってしまう機能低下症の二つに分けられる。機能亢進症のほとんどを占めているのが**バセドウ病**、機能低下症の大半は**橋本病**である。双方とも体を守る免疫機構が異物と間違えて攻撃することによって起きる自己免疫疾患の一つである。

　バセドウ病は若者から高齢者まで幅広い年代で発症し、血液中の甲状腺ホルモンが増え、指先の震え、心臓がドキドキしたり、多汗、息切れ、イライラ、頸部の腫れ、目の変化（目が大きく見えたり、眼球突出）、体重減少などの症状が出る。

　逆に橋本病は、血液中の甲状腺ホルモンの分泌が低下してくる病気で、30～50歳代の女性に多い。その症状は、脈が遅く、便秘になり、低体温、頸部のつけ根の腫れ、声かすれ、疲れやすくなるうえ精神的にふさぎこむ（うつ状態）が多くなる。新陳代謝が低下して、細かく抜けやすい髪の毛、乾いた皮膚などが目立ってくるのが特徴。

　甲状腺機能低下症の中でも重症なのが**粘液水腫**である。甲状腺の病気は多彩な症状が出

るが、甲状腺の機能を見つけるには、血液を採取して脳下垂体が甲状腺をコントロールするために出す甲状腺刺激ホルモン(TSH)および甲状腺ホルモンの量を測るだけでわかる。

バセドウ病の場合、血液の甲状腺ホルモンが増えTSHが激減し、橋本病の場合は甲状腺ホルモンが減少しTSHが増える。バセドウ病の治療には、薬物療法・放射線ヨード治療・手術の3つがある。橋本病の治療の中心は薬物療法である。

(5) 副甲状腺機能亢進症

患者数は人口1万人あたり3〜4人と推定されている。女性が男性の2倍ほどで、50〜60歳代が多い。主な症状は、副腎や尿路の結石、高カルシウム血症によるうつ症状や昏睡、骨粗鬆症、のどの渇きなどである。

(6) 副腎髄質ホルモンの異常

腫瘍などによって、副腎髄質ホルモンが過剰に分泌されると、高血圧や高血糖、頭痛などが生じることがある。

(7) 副腎皮質ホルモンの異常による病気

① クッシング症候群（クッシング病）

副腎皮質から分泌される電解質コルチコイド、糖質コルチコイド、副腎アンドロゲンの3種のホルモンがいずれも異常に増加する病気で、新たに発病する患者は年間約1,300人と推定され、女性が男性の約4倍で、中高年に多い。

主な症状は高血圧、糖尿病、脂質異常症、体重増加、骨粗鬆症、首のつけ根の脂肪こぶ、顔面が丸くなる、皮膚が薄く出血しやすい。

② アジソン病

副腎皮質が侵され、副腎皮質ホルモンの分泌が著しく低下すると、低血圧、体力弱退、皮膚の黒変などが起こる。

③ 原発性アルドステロン症

副腎皮質ホルモンの中の電解質コルチコイドの代表成分であるアルドステロンが過剰に分泌される病気。患者は男女ほぼ同数で50歳前後に多い。主な症状は、高血圧、下肢の脱力や四肢まひ、夜間頻尿、心筋梗塞などの動脈硬化などである。

(8) ACTH単独欠損症

副腎皮質ホルモンの分泌を調整する副腎皮質刺激ホルモン（ACTH）だけが分泌されない病気。主な症状は、低血糖による意識障害、手足の脱力、全身の倦怠感、体重減少、うつ症状などで、詳しい患者数は不明。

(9) 男性更年期障害

男の更年期は、**男性ホルモン（テストステロン）** の低下が一因として発生する。50歳代になると男性ホルモンの変化に加え、さまざまなからだの機能が衰え、仕事や家庭のストレスも増える。これらの要素が相まって起きる心身の不調が生じ、気分が落ち込む、疲れやすい、肩や首がこる、頭痛や耳鳴り、ほてりなどの症状が現れるのが特徴。

(10) 糖尿病（DM：Diabetes Mellitus）

現在、「糖尿病が強く疑われる人」と、「糖尿病の可能性を否定できない人」（予備軍）とを合わせて、わが国の糖尿病の人口は約2500万人といわれている。このようなことから、糖尿病は今日、**国民病**ともいわれ、年々増加の傾向がみられる。

糖尿病は大きく分けて、**インスリン依存型（Ⅰ型）糖尿病**（IDDM）と、**インスリン非依存型（Ⅱ型）糖尿病**（NIDDM）がある（表9）。依存型はインスリンがまったく分泌されないタイプ。

非依存型は、インスリン分泌量が少なかったり、食べ過ぎや肥満などが原因で、インスリンがうまく働かないために発症する。生活習慣と関係が深いのが非依存型である。

糖尿病発症の危険因子は、過食（特に脂肪の摂りすぎ）、肥満、運動不足、ストレス、高血圧などである。糖尿病の合併症には、糖尿病網膜症、糖尿病腎症、神経障害、心筋梗塞を引き起こす動脈硬化などがある。糖尿病の診断または治療に用いられる空腹時血糖および75ｇブドウ糖負荷試験、さらにグリコ（糖化）ヘモグロビン［ヘモグロビンＡ１ｃ（エイワンシー）（HbA1c）検査（過去1～2カ月の平均的な血糖値状態を見る指標）については、表10、表11、図31に示した。糖尿病では空腹時にも高血糖となるが、しかし予備軍の段階では、空腹時血糖値が基準範囲でも、食後に急激に血糖値が高くなる**食後高血糖**が特徴である。

表9　糖尿病の種類

型	インスリン依存型（Ⅰ型）	インスリン非依存型（Ⅱ型）
遺伝的素因	免疫に関係する遺伝子が関与。家系内の糖尿病はⅡ型より少ない。	家系内血縁者に、しばしば糖尿病がある。
発症原因	免疫機能異常によって膵臓（ランゲルハンス島）が破壊され、インスリン分泌の著明な低下・欠如となる。ウイルス感染。	過食（栄養の摂りすぎ）、多飲、運動不足、ストレスなどの生活習慣が引きがねになり、インスリン分泌の低下により、インスリンの反応が鈍くなる。
体格	肥満と無関係。やせ型。	多くは肥満または肥満だったことがある。
発症年齢	20歳以下の若年。	40歳以上に多い。
治療	インスリン注射に加えて、食事療法、運動療法。	食事療法、運動療法が基本。経口血糖降下薬。インスリン療法。

表10　空腹時血糖値および75gブドウ糖負荷試験（OGTT）2時間値の判定基準
（静脈血漿値、mg/dℓ）

	基準値	糖尿病域
空腹時値	< 110	≧ 126
75 gOGTT 2時間値	< 140	≧ 200
75 gOGTT の判定	両者を満たすものを正常型とする	いずれか満たすものを糖尿病型とする
	正常型にも糖尿病型にも属さないものを境界型とする	

表11　ヘモグロビンA1c（HbA1c）

HbA1c（%）	6.5 以上	糖尿病の疑いあり
	6.0～6.5	定期的な検査が必要
	6.0 以下	正常（基準値）

図31　ブドウ糖負荷試験

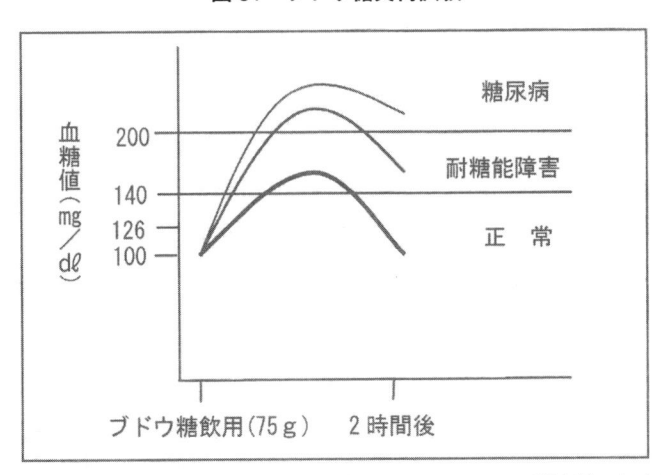

（出典）保崎清人、2004、『臨床医学概論』、58頁、ヘルス・システム研究所。タイトル等改変。

　このような食後高血糖が起こる原因には二つ考えられる。インスリンの分泌は正常なのに過食や運動不足などによってインスリンの働きが極端に低下して起こる場合と、家系内血縁者の遺伝的素因、すわなちインスリンの分泌が体質的に遅く少ないうえに、インスリンの働きが低下して起こってくる場合である。糖尿病予備軍は、**かくれ糖尿病**とも呼ばれている。糖尿病予備軍を見出すには、空腹時だけでなく、食後の血糖検査を受けるべきである。なお、ごく最近、極めて急激に発症する**劇症インスリン依存型糖尿病**が注目されている。原因は不明だが、ある種のウイルス感染が引き金ではないかと疑われている。

7. 腎・泌尿器疾患

(1) 糸球体腎炎

　糸球体に炎症を起こす病気で、通常**腎炎**と呼ばれ、急性のものと慢性のものに分けられる。急性糸球体腎炎は、多くは扁桃や咽頭などに、溶血性連鎖球菌（溶連菌）やウイルスなどによる感染が生じた1～3週間に発症する。微生物が直接糸球体を侵すのではなく、感染の結果つくられた免疫複合物が、糸球体に運ばれて沈着して病気を起こす。症状としては尿量減少、蛋白尿、血尿、浮腫、血圧上昇などが見られる。これらの症状が1年以上続いた場合を、慢性糸球体腎炎という。

(2) ネフローゼ症候群

　糸球体の病変によって、高タンパク尿、低タンパク血症、高コレステロール血症、強い浮腫を特徴とする症状が見られる病気を**ネフローゼ症候群**と呼んでいる。

(3) 急性腎不全

　数日のうちに、急に腎臓の機能が著しく低下し、尿が少なくなったり出なくなった状態を**急性腎不全**という。急性腎不全は、腎臓以外の病気でも出現し、その原因によって、次の3つに分けられる。外傷や手術などによる大量の出血、脱水・ショックなどで、腎臓に流れ込む血液量が少なくなり、腎臓の働きが低下して起こる腎前性腎不全、腎臓の組織自体が破壊されて起こる腎性腎不全、尿路結石、尿路とその周辺の腫瘍など、腎臓よりも下の尿路の病変によって、尿管がつまって起こる腎後性腎不全に分類できる。

(4) 慢性腎臓病

　腎臓が慢性的に障害されていたり、腎機能が慢性的に低下していたりする状態を総称して**慢性腎臓病**（CKD: Chronic Kidney Disease）といい、1330万人の患者がいるといわれている。この状態になると生存するのが難しくなるため、現在では**人工透析治療**の普及により、この生存率は大きく伸びている。なお、全国で約30万人が人工透析治療を受けているといわれている。慢性腎臓病の原因は、**慢性糸球体腎炎**と糖尿病の合併症の一つである**糖尿病性腎症**で、全体の3/4を占めるといわれている。糖尿病で高血糖状態が長い間続くと、糸球体の毛細血管が傷んで濾過の働きが低下し、腎症を引き起こす。慢性腎臓病の検査は、主に尿タンパクと血清クレアチニンの検査が中心で、さらに血清クレアチニン値などから腎機能の指標となる糸球体濾過量を算出することができる。

(5) 膀胱炎

　ほとんどは細菌（特に大腸菌）の感染による急性的な**膀胱炎**である。長時間尿意を我慢したり、疲労などで感染に対する防護機能が低下しているときに起こりやすい病気で、女

> **コラム 19　透析治療**
>
> 　透析治療とは、腎臓の働きを他のもので代替えする治療。この治療には、機械を用いる血液透析と腹膜を用いる腹膜透析があり、血液透析の利用率は高い。
> - 血液透析…腕の血管に針を通して血液を体外に循環させ、透析装置で血液から老廃物や余分な水分を取り除き、浄化された血液を体内にもどす。1回にかかる時間は4～5時間ほどで、週に2～3回行う。
> - 腹膜透析…腹膜とは、腹膜の内側や臓器の表面を覆う膜のこと。腹腔に透析液を入れると、腹膜を通して血液中の老廃物や余分な水分が浸み出してくる。4～8時間ほどで貯留した後、透析液を体外に排出する。これを繰り返す。家庭で行うことができ、腹腔に透析液を入れたまま日常生活が送れる。ただし、5～6年で、血液透析への移行が必要になる。

性に多くみられる。急性膀胱炎は「1回の排尿量が少なく頻尿となる」、「排尿の最中や終わりに傷む」、「尿が白く濁る」、「出血が起きる」などの症状が見られる。

　急性期の場合は抗菌薬で治りやすい。一方、慢性膀胱炎の原因は膀胱結石などさまざまで、慢性の一因が解明されていない**間質性膀胱炎**が、現在注目されている。この膀胱炎は、膀胱の内側にある粘膜の欠損が特徴とされ、その症状は「1日十数回以上の激しい頻尿」、「尿がたまるにつれて痛くなる」、「不快感や圧迫感がある」、「排尿すると楽になる」などである。この病気の治療には、症状を軽減する薬物療法と手術療法が用いられる。

(6) 尿路結石

　結石のできた部位で、腎結石、尿管結石、膀胱結石などに分けられる。

(7) 排尿障害

　尿が膀胱で一定量溜まったら指令が脳に伝わって尿意が起こり、この刺激が、膀胱や尿道括約筋に伝わり排尿する。このコントロールをする神経経路のどこかが破壊され、うまく排尿できなくなった状態である。脳腫瘍、脳血管障害など脳の疾患のほか、骨髄損傷、あるいは骨盤内の手術による末梢神経の損傷、糖尿病が原因で起こる。

(8) 過活動膀胱

　過活動膀胱は、平成14（2002）年に承認された排尿障害の新しい名称である。40歳以上の患者は800万人以上と推定［平成18（2006）年度］される。本症は、膀胱の筋肉の過剰な活動によって起こる機能障害のことをいう。具体的には脳から排尿の指令が出ていないにもかかわらず、膀胱の排尿筋が勝手に縮んでしまうという事態によって、時や場所に関係なく突然の尿意を感じたり（尿意切迫感）、早めに排尿する習慣となり、トイレが近くなる（頻尿）。過活動膀胱は、排尿のしくみのどこかにトラブルが生じて、膀胱の筋

肉（排尿筋）が勝手に収縮してしまうことが原因と考えられている。これは加齢による膀胱機能の変化、脳出血や脳梗塞、パーキンソン病などの神経の病気、前立腺肥大症などのために膀胱が過敏になって起こるものである。また、原因が不明なことも少なくない。

> **過活動膀胱の現在の治療法**
> ● 薬物（排尿筋の収縮を抑える抗コリン薬）療法
>   1〜2カ月服用で約8割の方が治癒。
> ● 決まった時間に排尿できるよう習慣づける療法
> ● 骨盤底筋を強める訓練（リハビリ）

(9) 前立腺肥大症

膀胱の出口を囲む前立腺の内線が肥大して、出口を圧迫するために尿の出かたが悪くなる病気で、50歳以上の男性に多くみられる。症状の特徴として、放尿力が弱くなり、残尿感が起き、尿閉（膀胱内に溜まっている尿を自力で排尿することができない状態）を起こすなどがある。

8. 膠原病

(1) 膠原病とは

体を構成している細胞や組織がはなればなれになることはない。これは結合組織という線維性の組織、すなわち膠原線維で、ひとつひとつが結び合わされているからである。1942年、アメリカのDr.クレンペラーは、全身の組織にフィブリノイド変性という共通の変化がみられる一群の病気を発見し**膠原病**の名をつけてひとつのグループにまとめた。

(2) フィブリノイド変性とは

血液成分が動脈壁にしみこむと、その中膜にある平滑筋という筋肉の細胞や結合組織のひとつである弾性繊維（**コラーゲン**）といった動脈の支持組織が、壊死を起こしたり溶けてくずれたりする状態を**フィブリノイド変性**という。フィブリノイド変性が進行すると、動脈の弾力性が失われ血圧に対抗しきれなくなって動脈が瘤のようにふくらむ（動脈瘤）。この瘤は数珠のような形をしている。

(3) 膠原病の種類

① 関節リウマチ

多発性の関節炎を主な症状とする全身的な病気で、原因としては自己免疫が考えられている。患者数は平成20（2008）年度現在、100万人（100人に1人の割合）いるといわれている。朝起きて手を握ったり開いたときに感じるこわばりや、手指・足趾の小関節や手・肘・膝関節などに、うずくような痛みと腫れが出現し、よくなったり悪化したりを繰

り返しながら、次第に全身の関節に広がっていく。関節の変化は関節の滑膜の炎症だが、次第に関節の軟骨や骨が破壊され、関節全体が変形して動きが障害されていく。

以下の項目のうち、4つ以上に該当すると関節リウマチに診断される。関節リウマチは20歳代後半～40歳代の女性に多く発症し、炎症は手指（97％）、手首（75％）、膝（68％）の順に多いと言われている。

> **関節リウマチと診断される可能性のある項目**
> 1. 朝のこわばりが1時間以上続く。
> 2. 3カ所以上の関節に腫れがある。
> 3. 手首、指の第2関節、第3関節のいずれかに腫れがある。
> 4. 腫れが左右対称に現れる。
>   ※ 以上の1～4の症状は、6週間以上続く場合に、該当する項目として数える。
> 5. 指、肘、膝の関節などにリウマトイド結節（瘤のようなもの）ができる。この結節には痛みはない。
> 6. 血液検査でリウマトイド因子が陽性。
> 7. X線検査…骨の表面が欠け、軟骨が溶けて関節の骨と骨との間に隙間が見られる。

リウマチによる関節の痛みは二つあり、一つは関節内の滑膜の炎症で痛みを誘発する物質が出て神経を刺激してジワーッとした痛みが生じる。もう一つは激痛で、症状が進んだときに関節が安定性を失い、靭帯や周囲の関節包が体の動きに引っぱられて生じる。関節リウマチの治療薬には非ステロイド消炎鎮痛薬、抗リウマチ薬（メトトレキサートなど）、生物学的製剤［トシリズマブ（1カ月に1回注射）、アダリムマブ（2週に1回注射）］、ステロイド薬、他（ヒアルロン酸の注射薬）などが用いられている。このほか薬以外に治療の一つとして関節内に入り込んだ白血球を取り除く目的で、白血球除去療法が用いられている。

② **全身性エリテマトーデス（ＳＬＥ）**

国内の推定患者数は約43,000人、関節リウマチを除くと膠原病の中心を占める。90％が女性で20～30歳での発症が高い。全身のさまざまな部位に炎症が起こるため、症状も多岐にわたる。よく起こる症状としては、蝶形紅斑（頬に蝶のような形をした赤い発疹ができること）や発熱がある。内臓にも影響が及ぶため、腎炎や胸膜炎を起こすこともある。主に妊娠可能な年齢の女性に多く発症する。

③ **強皮症（全身性硬化症）**

国内の推定患者数は約20,000人以上で、30～50歳代の女性に多い。皮膚や内臓に線維化が起こる病気で、皮膚が硬くなり、その後もろくなる。皮膚の硬化は、指の先の方から徐々に全身に広がっていく。内臓が硬くなることもあり、例えば肺が硬くなると、呼吸の

際に肺が伸び縮みしにくく、息切れなどが起こる。すなわち、間質性肺炎となり、強皮症の約半数に起こるといわれている。

④ 多発性筋炎・皮膚筋炎

国内の推定患者数は約17,000人で、10～50歳の女性に多い。筋肉と皮膚に炎症が起こる病気で、筋肉がやせ細って筋力が低下したり、まぶたの上が赤紫色に腫れるといった症状がよく見られる。

⑤ シェーグレン症候群

国内の推定患者数は約15,000～20,000人で、40～60歳の女性における発病頻度が高い。涙腺や唾液腺をはじめ、汗腺などの外分泌腺に炎症が起きて、分泌量が低下する。そのため目が乾燥したり、口が乾いたりする。他の膠原病と合併することもある。

⑥ 結節動脈周囲炎（多発性動脈炎）

血管に炎症が起こる病気で、炎症が起こると血管が詰まるため、脳梗塞や心筋梗塞などが起こる恐れがある。

⑦ ベーチェット病

口腔粘膜のアフタ（口内炎の一種で潰瘍を伴う）、皮膚症状、目のブドウ膜炎、外陰部潰瘍の4特徴を持つ炎症性の疾患である。このほかに神経、消化管、大血管にも病変が及ぶ。

⑧ 混合性結合組織病

国内の推定患者数は約8,600人で、20～30歳の女性における発症頻度が高い。いろいろな膠原病の要素を併せもつ病気で、全身性エリテマトーデス、強皮症、皮膚筋炎などの症状が比較的軽症に出る。また、発病者の多くにレイノー現象（寒いときなどに指先が白くなる現象）か、手が全体的に腫れるなどの症状が起こる。

※ ①～⑧の膠原病のほとんどは、男性よりも女性に多く発症する傾向がある。

（4）膠原病のきっかけ

膠原病は、遺伝的な素因にかぜなどの感染症、ストレス、薬物、紫外線、妊娠・出産、寒冷、外傷、外科手術などがきっかけとなって発症すると考えられている。

（5）自己免疫とは

からだの健康を守っている免疫反応は、生まれつき体内に持っているもの（自己）に対しては抗体をつくらないのが原則。人間のからだは、外界から侵入してきた異物を自己とみわける能力がある。そして、そうした異物を除いてからだを守ろうとする機能があり、

この働きを広い意味で**免疫反応**という。

　免疫反応の主役はリンパ球で、リンパ球にはＴリンパ球（Ｔ細胞）とＢリンパ球（Ｂ細胞）とがある。細胞内に異物（抗原）が侵入するとＴリンパ球が異物と反応して破壊し排除する働きをする。また、細胞外に異物がいるときは、Ｂリンパ球がＴリンパ球の指示を受け抗体を産生し排除する。しかし、免疫反応に何らかの理由で異常が起こると、リンパ球は自分自身の組織に対して抗体を出し攻撃する。

　これは自己である体の構成成分（細胞やタンパク質など）を非自己と錯覚して、これに対して抗体をつくってしまうことである。この抗体を**自己抗体**といい、この抗体との間で起こる抗原抗体反応を**自己免疫**といい、それが基で起こる疾患を**自己免疫疾患**という。

主な自己免疫疾患

限局性自己免疫性疾患	障害される臓器が１つまたは２つと少ないもの ・甲状腺疾患（バセドウ病、橋本病） ・悪性貧血（巨赤芽球性貧血） ・自己免疫性溶血性貧血 ・重症筋無力症 ・Ⅰ型糖尿病
全身性自己免疫疾患	ほぼ全身の臓器が障害されるもの ・関節リウマチ ・全身性エリテマトーデス ・皮膚筋炎 ・全身性硬化症（汎発性強皮症）

9. 内部障害

　身体障害者手帳の取得者は平成19（2007）年度で約494万人。そのうち内部障害は131万人で25％を占め、手足の障害（272万人）に次いで多く増え続けている。しかし一般に、内部障害への認識は低いといわれている。

法律で定められた体の内部に現れる７つの障害

・先天性心疾患のような重い不整脈などで心臓機能が低下する心臓機能障害
・呼吸困難などの症状が出る呼吸器機能障害
・人工透析患者らの腎機能障害
・人工肛門装着者らの膀胱・直腸機能障害
・消化・吸収に関する小腸機能障害
・エイズウイルス感染者の免疫機能障害
・肝臓の機能障害

3 神経・感覚器系の疾患

1. 脳・神経疾患

(1) 脳卒中

　脳卒中とは、脳の血管に異常が起こって、突然、麻痺や感覚障害、失語症などいろいろな症状が現れる状態のことで、正確には**脳血管障害**という。

① 脳梗塞

　脳血栓と脳塞栓の総称である脳梗塞は、前触れがある場合が少なくない。脳梗塞の前触れのことを TIA（Transient Ischemic Attack：一過性脳虚血発作）と呼ぶ。

TIA の 4 つの症状

・体の片側の麻痺やしびれ　　　　・顔のゆがみ、口先のしびれ
・ろれつが回らない、言葉が出にくい　・片側の視野が暗くなる

脳血栓と脳塞栓の特性

脳血栓	脳に栄養を送る血管が詰まってしまい、そこから先の血管が動脈硬化などで狭くなって血液の流れが悪くなり、血栓（血の塊）ができて詰まる病気。
脳塞栓	脳以外の場所にできた何らかの塊が、血流にのって流され、脳の血管に引っかかり、血管をふさいで起こる。例えば、心臓にできた血栓が何かのきっかけではがれて、脳の血管をふさいで起こる。

② 脳出血

　脳出血は高血圧によって起こるものが大部分。高血圧を治療しないで放っておくと、脳内の小動脈の血管壁が壊死に陥ってもろくなり、やがて血管の内の圧に耐えきれなくなって破れ、脳の内に出血する。日中の活動時に突然、発症することが少なくない。

③ くも膜下出血

　脳出血は脳の実質内に出血するものだが、同じ出血でも脳を覆う髄膜の間にあるくも膜下腔という隙間に出血したものが**くも膜下出血**。原因の多くは動脈瘤の破裂。症状としては激しい頭痛と意識障害が特徴。

(2) パーキンソン病

パーキンソン病の患者数は、平成20（2008）年度末で15万人を超え、多くは50歳代後半から70歳くらいで発症し徐々に進行していく病気である。パーキンソン病ではさまざまな症状が現れるが、特徴的なのが**四大症状**といわれる振戦（手足が震える）、固縮（筋肉が固くなる）、動作緩慢（動きが遅くなる）、姿勢保持障害（姿勢を保つことが難しく、転びやすくなる）である。このほか、歩き始めの一歩がなかなか踏み出せない「すくみ足」や「すり足」、「小刻みな歩行」などの症状が現れることもある（表12）。

パーキンソン病の原因は十分に解明されていないが、中脳の黒質と呼ばれる部位の神経細胞が減少してここでつくられるドパミンが減少するために発症することがわかっている。黒質でつくられたドパミンは大脳にある線条体に送られる。線条体は運動機能に関する情報伝達を担っているところで、黒質から送られるドパミンが減少すると、線条体の神経細胞の働きが低下して運動にかかわる情報伝達がうまくいかなくなる。

その結果として、さまざまな運動障害が起こってくる。パーキンソン病は原因がはっきりわかっていないため、治療は症状の改善を目的に行われる。基本は薬物療法で、Lドーパ製剤やドパミンアゴニストなどドパミンの不足を補う薬が中心になる。

表12　パーキンソン病の重症度分類（ヤール分類）

度数	症状
1度	からだの片側だけがふるえる。動作、歩行が遅くなる。首などにこわばりがでる。
2度	両手足にふるえ、こわばりがある。前かがみの姿勢が目立つ。からだのバランスは悪くなるが、自分で立て直せる。表情が乏しくなる。
3度	歩幅が小刻みになる。動作が遅い。すくみ足が現れ、方向転換しにくい。前のめりのまま突進することがある。家庭内での介助は不要、早口で小声になる。
4度	なんとか歩けるが転びやすい。自分で姿勢を立て直すのが難しい。外出するときには、介助が必要である。
5度	ひとりで歩けず車椅子が必要になる。1日中、ベッドで寝ていることが多い。

（出典）村田美穂、2008、「パーキンソン病新情報、こんな症状で気づく」（きょうの健康、NHK）。改変。

(3) 多発性硬化症

神経線維を覆っている髄鞘、またそれを形成する細胞が脱落し、それによって手足のまひや視覚障害などが出る神経難病。この疾患の治療薬について、臨床研究がいくつか行われているが、その中でビタミンAの関連物質の「レチノイド」が注目されている。レチノイドは、すでに白血病の一種に対する治療薬としても使われている。

(4) 脊髄小脳変性症

脊髄や小脳の神経細胞が変性・萎縮し、手足の筋力はあるのに運動が思うようにできな

くなる病気。全国に3万人の患者がいる［平成24（2012）年現在］とみられ、一定の割合で子供に遺伝する。遺伝性のものと原因不明で突然発症する遺伝に関係ないものとがあり、脊髄型、小脳型、脊髄小脳型などのタイプがある。多くは徐々に進行する。

(5) 筋萎縮性側策硬化症（ＡＬＳ）

筋肉を収縮させる神経（運動ニューロン）の病変によって全身の筋肉の力がなくなっていく原因不明の進行性の病気。発病は20～60歳代の男性に多くみられ経過は進行性で、多くは数年以内に死亡する。平成17（2005）年2月現在、患者約7,300人のうち3割の人が人工呼吸器を装着。最近、いくつかのALS治療薬の臨床試験が始まり、光が見え始めた。

(6) 認知症

成人に達してから脳の器質的な変化により起こった低下の状態を痴呆という。痴呆は、おろかであること、ぼんやりしていること、本人は何もわからなくなり気楽であるなどと解釈されている。このことから、痴呆の呼び名を変える検討がなされ、厚生労働省は平成16（2004）年12月24日、痴呆の呼称を認知症に改めることを決定した。平成24（2012）年現在、患者数305万人以上といわれている**認知症**の代表的なものとして、**アルツハイマー型・レビー小体型・脳血管性型**がある（表13）。

脳の神経細胞間で情報を伝えるアセチルコリンが少なくなり、ベータアミロイドというタンパク質が沈着するアルツハイマー型では、物忘れがひどくなる症状がまず現れ、記憶障害の進行にともない、物を盗まれたという妄想や、イライラ、不眠などの症状が深刻になっていく。平成21（2009）年現在、38,000人と推定される65歳未満で発症する若年性アルツハイマー病の増加の傾向がみられる。

表13　アルツハイマー型老年認知症と脳血管性型認知症の比較

	アルツハイマー型	脳血管性型
発症年齢	70歳前後より多い	50歳以降
性別	女性に多い	男性に多い
人格	早期より崩れる	比較的よく保たれている
感情	多幸性、上機嫌	易変性、感情失禁
認知症	全般性認知症	まだら認知症
神経症状	少ない	あり
眼底の動脈硬化所見	なし	見られることが多い
身体的愁訴	なし	あり
経過	動揺少なく、ゆるやかに増悪	段階的に増悪
病識	早期から失われる	比較的保たれている

認知症の2割を占めるレビー小体型では、物忘れよりも幻視やレム睡眠行動障害（体は休んでいるが脳は活動しているレム睡眠の最中に叫んだり、暴れたりする）などが先行することが多い。このレビー小体型はαシヌクレイン（アルファ）という一種のタンパク質からなるレビー小体が大脳皮質にたくさん現れ、神経細胞が壊れていく病気である。脳血管性型は、脳卒中が原因となって認知機能が低下する病気である。一方最近の調査で、脳血管性認知症患者のうちの約3割がアルツハイマー型を合併していることがわかってきた。

認知症の治療法

- 薬物療法
  - ドネペジル塩酸塩〔商品名 アリセプト、平成11（1999）年10月、エーザイ〕
    症状の軽い初期と中程度のアルツハイマー型、レビー小体型、およびアルツハイマー合併症の脳血管性型に用いる。
  - 漢方薬の抑肝散（よくかんさん）
    レビー小体型に用いられる。ドネペジル塩酸塩を使用しても効果が不十分な場合に用いられることがある。
  - 非定型抗精神薬
    レビー小体型に用いられる。ドネペジル塩酸塩や漢方薬では効果が不十分な場合に使用される。
  - 平成23（2011）年に発売されたアルツハイマー型認知症の治療薬
    経口薬…メマンチン塩酸塩（商品名：メマリー）、
    　　　　ガランタミン臭化水素酸塩（商品名：レミニール）。
    貼り薬…リバスチグミン（商品名：イクセロンパッチ、リバスタッチパッチ）
- 非薬物療法
  - 食事、運動療法
    食事で摂取する総エネルギー量が多すぎると、活性酸素が多く発生し、脳の老化を促す。腹八分目を目安にする。脳を元気にする食事は、野菜や魚を多くとり、甘いものを控えて、水分は1日1〜1.5ℓとするのがよいといわれている。
  - グループ療法（人とのコミュニケーション）
    多くの人とできるだけ接し、脳を活性化させる。ダンス、ゲートボール、旅行、みんなで料理をつくるなど。
- その他…音楽療法、芸術療法、作業療法、学習療法。

コラム20　脳の活性化（老化防止）に役立つカキクケコ

　　　カ…感動　　キ…興味　　ク…工夫　　ケ…健康　　コ…恋
※　恋については、好きな人に胸をときめかす（ロマンチックなムード）ことによって、認知症をよくするのに効果を示すとの報告がある。

(7) てんかん

てんかんは、電気信号のやりとりで情報を伝えている脳神経のバランスが崩れ、一時的に脳内に過剰な電気が流れることで、**けいれん発作**などを引き起こすことが特徴とされている。けいれんには、全身ががくがく震える、両腕がぴくぴくするものなど、いくつかの種類がある。頭部外傷や脳の奇形や腫瘍など、原因が明らかなのは全体の約3分の1で、残りは原因不明である。乳幼児の病気と思われがちであるが、どの年齢でも起こり、高齢者でも起こる。国内で約100万人の患者がいるとされている。しかし、実際には周囲の人が気づかないような小さな発作を起こすことも少なくない。

適切な薬物治療によって、7～8割の人では発作をほぼ抑えることができる。だが残りの2～3割は発作を抑えることが難しい**難治性てんかん**がある。てんかんの中には知的障害や脳性まひなどに併せて起こる場合がある。てんかん発作の中に10～20秒程度、意識がとぎれる場合がある。この間に話しかけられたことは覚えていない。高齢者でこの発作が起こると、物忘れや認知症と間違われやすい。だがてんかんを疑って脳波検査を行えば、てんかん特有の異常波が出る。このような認知症と紛らわしい高齢者のてんかんが注目されたのは最近のことで、かなりの症例が見過ごされている可能性があるといわれている。

(8) 適応障害とうつ病

適応障害の症状の一つにうつ状態（ゆううつ感、悲観的、劣等感、自責感、何をしても楽しくない、思考力の減退、判断力の低下など）があげられるが、通常、うつ病とは区別される。うつ病の中心は国際疾病分類で大うつ病性障害と呼ばれるもので、激しい落ち込みや、興味、喜びの減退などが1日のほとんどの時間にわたって続く状態が2週間以上継続する。うつ病の原因はまだ十分に解明されていない部分もある。

適応障害はうつ症状のほかに不安症状（不安感、心配性、取り越し苦労など）、行動の障害（イライラ感、人に会いたくない、おっくう、無気力、根気がない、家事や日常生活ができない、普段と違う行動をとるなど）が加わる。適応障害の治療の中心は、精神療法、環境（家庭、職場など）の調整、薬物療法である。

(9) パニック障害

身体に異常がないのに、ある日突然気分が悪くなって、胸がドキドキし、息が苦しくなり、全身が緊張して冷や汗をかき、気が遠くなって死んでしまうのではと強い不安感におそわれるといった状態になる。心臓神経症や不安神経症と扱われてきたが、1980年に**パニック障害**と世界的に統一された。原因は、脳内のアドレナリンとセロトニンとのバランスが崩れていることによるといわれている。

パニック障害は、本人の性格に関係なく脳の異常興奮が原因であることが徐々にわかってきた。薬物療法が中心になり、不安を起こす物事の受け止め方（認知）を修正する認知行動療法などが行われている。うつ病を併発することも多く、その場合は、うつ病の治療

が優先されるといわれている。

(10) 統合失調症

精神分裂病、改め**統合失調症**は、10～30歳で発症しやすく、100人に1人という頻度の高い病気で、うつ病とならぶ代表的な精神疾患である。その原因は、神経の情報伝達物質の一つであるドパミンが異常に多く作用するといわれているが、明確には特定できていない。一方、最近の研究報告から、統合失調症の患者は、脳内で神経細胞の発達を促す物質が少ないことが判明した。現状では薬物療法が中心になっているが、妄想や幻覚に対しての治療効果はあるが、認知機能障害の治療法は確立されていない。

統合失調症の症状

- 妄想…自分の悪口をいわれていると感じる被害妄想、他人の何気ない行動を自分と関係づける関係妄想。
- 幻覚…見ず知らずの人の声が聞こえる幻聴。実際にないものが見える幻視など。
- 会話が頻繁に脱線したり、支離滅裂になったりする。
- 過度に子どもじみた行動や目的と違う行動により簡単な日常の作業ができなくなる。
- 陰性症状…感情の起伏がなくなったり、意欲が著しく低下したりする。

(11) 発達障害

発達障害とは先天的な脳の機能障害で、**自閉症、アスペルガー障害、学習障害、注意欠陥多動性障害**などがある。平成17(2005)年4月に発達障害支援法が施行され、発達障害者への福祉的支援が法制化された。

① 自閉症

男児の方が女児に比べやや多く、言葉の遅れがあり対人関係やコミュニケーションの障害がある。行動面でこだわりが強く、独特の反復行動を行う傾向がある。

② アスペルガー障害

男児に多く、自閉症に含まれるが知的な遅れはなく、言語・コミュニケーションの障害は軽い。人付き合いなど社会生活上の問題を抱えやすい。

③ 学習障害(LD)

全般的な知的遅れはないが、聞く、話す、読む、書くなど、特定の能力について困難を抱える。

④ 注意欠陥多動性障害（ADHD）

　注意力の持続が困難で、集中力が乏しい。落ちつきがなく、衝動的な行動をとりがちである。ドパミン、アドレナリンなどの神経の情報伝達物質の機能不全が原因の一つと考えられているが、明確には特定できていない。ADHD児の母親は、妊娠時の喫煙率が高いことが最近の厚生労働省の調査でわかった。

(12) 心的外傷後ストレス障害（PTSD）

　PTSDとは、自分や他人が危うく死ぬ、または重傷を負うような出来事を体験・目撃し、強い恐怖感や無力感を抱く。以下のような症状の一部が1カ月以上続き、社会生活に支障が出る。

心的外傷後ストレス障害の症状

- 恐怖感が思い出される、フラッシュバックを繰り返す。
- 恐怖体験に関する悪夢を何度も見る。
- 体験を思い出させる場所や人、会話を避けようとする。
- 興味や感情の減退。
- 他の人から孤立している感覚。
- 眠れない。
- イライラ、怒りの爆発。
- 集中できない。
- 過度の警戒心。

---

(13) 高次脳機能障害

　障害者数は約50万人と推定される**高次脳機能障害**の診断基準によると、定義は、脳卒中や交通事故などによる脳の損傷が確認され、記憶障害や、感情の抑制ができないなどの症状がある。それにより日常生活に制約が生じる。交通事故やスポーツ外傷が原因で、子どもにも発症しているといわれている。

(14) 慢性疲労症候群

　がんや甲状腺疾患、更年期障害などの病気はないのに、日常生活が困難になるほど強い疲労感が半年以上続く場合を、**慢性疲労症候群（CFS）**と呼ぶ。疲労感だけでなく、微熱や頭痛、関節痛、思考力の低下、睡眠障害といった症状をともない、寝たきりになることもある。単なる疲労で疲れが取れない状態とは全く異なる。患者数は明らかではないが、国内で1000人に2～3人発症すると推定されている［平成19（2007）年度］。

　現状では、原因はよくわかっていない。風邪症状から始まった患者は多く、欧米では集団発生した例がある［日本では平成3（1991）年に熊本市で報告］。このため、ヘルペス、

インフルエンザなどのウイルスとの関連が指摘されている。ただ感染だけでは説明のつかない点が多く、最近はストレスの影響が注目されている。ストレスを受けると、脳の視床下部などの反応でさまざまなホルモンバランスが崩れる。さらに、このストレスによって免疫系にも異常を及ぼす。現状では確立した治療はないが、ストレスを和らげ、免疫機能を元に戻すことが中心になる。

2. 眼の疾患

(1) 白内障
水晶体が灰白色に濁り、視力が衰える病気で、俗に**白そこひ**といわれる。老人性白内障が最も多いが、外傷や糖尿病などによるものもある。

(2) 緑内障
眼圧が上昇して視機能に異常をきたす病気で、俗に**青そこひ**といわれる。頭痛や吐き気を伴い、重症では失明することがある。

(3) 加齢円板状黄斑変性症
光を感じる網膜中心部の黄斑部（おうはん）が異常をきたし、物がゆがんで見えたり、中心部が暗くなったりする。加齢により黄斑部が縮む**萎縮型**と、網膜の下の血管から新しい細い血管が伸びて黄斑部を押し上げて湾曲・変形する**滲出型**とがある。

萎縮型の進行はゆるやかで、基本的に治療は行わないが、滲出型は発症後、数カ月～2年で視野中心の視力が急速に悪化し、最悪の場合は失明に至る。滲出型の新患患者は年間5万人以上と推定されている。

早期に治療することが必要で、病変部に弱いレーザー光を当て新生血管の増殖を抑える光線力学療法が主流であるが、効果は限られ周囲の正常組織も破壊してしまう難点もある。この難点を克服するため、注射1本で済む注射薬が平成21（2009）年に発売された。

(4) 網膜剝離
網膜が強膜からはがれて浮きあがった状態。視野の欠損や視力の障害をきたす。放っておくと失明に至る。

3. 耳の疾患

(1) 中耳炎
細菌やウイルスの感染により起こる中耳の炎症。乳幼児に発症することが多い。

(2) メニエール病
悪心、嘔吐、めまい、耳鳴、難聴が発作的に起こり、反復する慢性の内耳疾患。

4. 皮膚の疾患

(1) 湿疹
皮膚の炎症性疾患で、皮膚の表面に紅斑(こうはん)、丘疹(きゅうしん)、小水疱などを生じる。

(2) 接触性皮膚炎（かぶれ）
漆や薬品などの刺激で、皮膚が赤くはれ上がり、かゆみを生じる症状をいう。

(3) じんま疹
突然皮膚がかゆくなって紅色の膨隆した発疹を生じる病気で、発疹は数分から数時間で消えるのが特徴である。

(4) アトピー性皮膚炎
アトピー体質の人にいろいろな刺激が加わって生じる湿疹をいう。

(5) 疥癬(かいせん)
疥癬虫（ヒゼンダニ）の寄生によって起こる**伝染性皮膚病**で、現在、院内感染として問題となっている。

(6) ヘルペス
小水疱と小膿疱が群がってできた状態。ウイルス感染症の単純性疱疹や**帯状疱疹**(たいじょうほうしん)（体内に潜んだ水ぼうそうウイルスが再び暴れ出すために起こる）がある。

(7) 中毒疹
中毒物質が原因となって現れる発疹で、食物や薬剤によるものが多い。

(8) 褥瘡(じょくそう)（とこずれ）
病床に長くいて、床にあたる体の部分がすれてただれ潰瘍ができる症状をいう。褥瘡を起こしやすい要因として、以下のような例があげられる。

 ① 寝たきりなどで、自分で動けない。
 ② 骨ばっているやせ型。
 ③ オムツなどで殿部などの皮膚がいつも湿った状態にある。
 ④ 十分な栄養が供給されない。
 ⑤ 関節のこわばりがみられる。
 ⑥ むくみが続く。

4 生活習慣病

1. 生活習慣病の考え方

生活習慣病とは医学的な定義に基づくものではない。これまで、加齢という要素を中心に成人病という概念が社会的通念あるいは行政上便利な概念として存在してきたが、その多くが生活習慣と密接に関連していることから、「生活習慣病」という概念に置き換えられるようになった。この概念は平成8（1996）年、当時の厚生省の公衆衛生審議会の答申に基づき、行政でも用いられるようになった。

高齢化社会となった今日、個人の健康や国民全体の活力を維持していくうえでも、生活習慣病の概念を理解し、その予防・管理が極めて重要である。現在、わが国においても運動不足と過食から肥満が増加し、動脈硬化性疾患や糖尿病などさまざまな生活習慣病の引き金となっている。この傾向は成人ばかりではなく、学童にも見られている。

肥満、糖尿病、脂質異常症および高血圧は**死の四重奏**といわれ、死を招く生活習慣病の危険因子の代表的な組み合わせであるが、生活習慣病の危険因子には、環境的要素（食習慣と運動）、体質、心理的素因（ストレスなど）の3つがあげられる。血圧、血糖値、脂質が少しずつ上昇し、動脈硬化になりやすい背景には、肥満、特に脂肪の蓄積が大きく関係していることが最近、明らかになってきている。

肥満という共通の原因があるために、高血圧、高血糖、脂質代謝異常が重なって起こることが多いと考えられている。腹部肥満が原因で起こってくるこうした状態は**メタボリック症候群（内臓脂肪症候群）**と呼ばれ、世界中で大きな注目を集めている。この肥満により体内に蓄積した脂肪が、**インスリン抵抗性**という状態を起こすと考えられている。インスリン抵抗性とは、血糖値を下げるホルモンのインスリンの働きが悪い状態で、このときに血糖値をはじめ血圧と中性脂肪値が上昇し、HDL-コレステロール値が低下する。

メタボリック症候群の注意信号となる検査値は、血圧は正常高値（収縮期血圧130 mmHg以上、拡張期血圧85 mmHg以上）、血糖値は境界域（空腹時血糖110 mg/dℓ以上）、中性脂肪値は150 mg/dℓ以上、HDL-コレステロール値は40 mg/dℓ未満、腹囲は男性は85 cm以上、女性は90 cm以上でリスクが高まる。

メタボリック症候群の適正な診断基準を検証していた厚生労働省研究班は、平成22（2010）年2月9日、診断の必須項目の腹囲の数値によって、心筋梗塞や脳梗塞の発症の危険性を明確に判断できないとする大規模調査（調査の対象者数3万2000人）結果をまとめ発表した。腹囲が大きくなるほど心臓病や脳卒中を起こす危険は男女とも高くなったが、腹囲の診断基準として、どの数値が明確なのかを示すことは難しかったとしている。今後、最適な腹囲の基準についての検討が必要とされている。なお、国際的には、腹囲を必須とせず、総合的にメタボリック症候群を診断するのが主流である。

生活習慣病の特徴

① 生活習慣と密接に関連し、生活習慣の是正が予防につながる。
② 成人期に発症しやすい疾患である。
③ 加齢とともに増加する。ただし若年期からその兆候がみられる場合もある。
④ 慢性の疾患が多く、老年期のQOL（生活の質）を決める大きな要因となる。
⑤ 個人の死因につながる疾患が多い。

正しい生活習慣を維持する例

① 腹八分目の食事を維持し、栄養のバランスを考えながら、適正な体重を保つ。※
② 朝食は毎日摂る。
③ 間食はしない。
④ 適正な飲酒を守る。
⑤ 喫煙はしない。
⑥ 良質な睡眠を確保する。
⑦ 定期的な運動を励行する。
⑧ 多くの人・事・物に接するなかでの創造的な生活の実践を行う。

※体格指数［肥満度指数（BMI：Body Mass Index）］＝体重(kg)÷［身長(m)］^{2} ＝ 18.5 － 25（正常体重）

2. 高血圧の新基準

平成21（2009）年1月に、日本高血圧学会は高血圧治療ガイドライン改定の内容を発表した。その特徴の1つは、症状をより正確に反映する、家庭で測る血圧（**家庭血圧**）の重要性を明確にしたことである。

家庭血圧は、診察室での血圧より「5 mmHg」低く設定されている。表14に成人の血圧値の分類を、さらに新しい『高血圧治療ガイドライン』での降圧目標値について表15に示した。この降圧目標値は、従来の診察室での数値に加え、家庭血圧の値も設定されている。

表14　成人における血圧値の分類

分類	最高血圧（mmHg）	最低血圧（mmHg）
至適血圧（最も望ましい血圧）	120 未満	80 未満
至適血圧	130 未満	85 未満
正常高値血圧（高血圧になる可能性が高い高血圧予備軍）	130 以上	85 以上
高血圧	140 以上	90 以上

（出典）日本高血圧学会、『高血圧治療ガイドライン』、2009。

表15　降圧目標

	診察室血圧 (mmHg) 最高血圧 / 最低血圧	家庭血圧 (mmHg) 最高血圧 / 最低血圧
若年者・中年者	130/85 未満	125/80 未満
高齢者	140/90 未満	135/85 未満

(出典) 日本高血圧学会、『高血圧治療ガイドライン』、2009。

3. 生活環境と病気との関連

　人間が生活するうえで日常における食物の摂取は、生命活動に必要なエネルギーを得るために最も重要である。生体内の組織細胞は、体外から栄養物と酸素を摂取して細胞内呼吸を行い、栄養物が酸化されて酸素が消費され、このときに熱を発生し生きるために必要なエネルギーが得られる。健康を維持していくために、摂取する食物の質と量には常に十分なる注意を要し、正しい食生活の習慣を身につける努力が肝要である。

　栄養素というと今までは、糖質、タンパク質、脂質、ビタミンおよびミネラル(無機元素)の5種類を指し、これが**5大栄養素**と呼ばれてきた。しかし、最近の研究によって食物繊維が人間の健康保持に不可欠な大事な作用をすることが明らかになり、栄養素に新しく加えられ、現在では**6大栄養素**といわれている。これらの栄養素のうちビタミンについて、各種ビタミンが含まれる食物と**ビタミン欠乏症**について示した(表16、表17)。

　ここではビタミン欠乏症についてのみ示したが、ビタミンAの妊娠中の過剰摂取により頭顔部奇形胎児の出産、またビタミンDの過剰摂取による腎結石が生じることなどがあることを紹介しておく。さらに、最近ビタミン摂取不足による異常症状の発生が問題になっている。これに関しては表17にも一部示したが、近ごろインスタント食品の普及や外食、多飲酒する者の増加によるビタミンB_1不足が原因で、特に若い世代間に脚気予備軍が拡がっており、ビタミンB_1不足は健康の敵といわれている。

　一方、抗貧血作用や成長促進作用があるビタミンB_{12}の欠乏者がやはり若者に多く見られる。そのために血液中の赤血球が減少し、若者の献血不適合者が目立つといわれている。

　次に表18には、健康を維持するのに良い食品についての概要を示した。特にこの中で、酸化作用する体内の活性酸素の増加が原因となって発症する病気を防ぐ目的で、近年、抗酸化食品の研究・開発が活発である。この酸化は、紫外線、喫煙、ストレス、疲労、過度な運動によっても増進する。人間には、この酸化に抵抗する酸化酵素が体内に存在してはいるが、この酵素だけで体内の酸化を防ぐことには限りがある。そこで、抗酸化物質を多く含む抗酸化食品が注目され、食事で抗酸化物質を補うことで、体内の酸化が抑制され、老化やがん、さらに動脈硬化の予防に効果があることが明らかになってきている。

　表18では**抗酸化食品**の主なものを示したが、近ごろ、色素の濃い野菜(ホウレンソウ、ニンジン、トマトなど)には、ビタミンA、C、Kやベータカロチン(体内でビタミンA

の働きをする) が多く含まれることで、話題になっている。さらに、赤ブドウの種子および皮 (赤ワイン)、果皮、ブルーベリー、紅茶、コーヒー、ココア、シソ、大豆などに含まれているポリフェノール (フラボノイド) が人体の抗酸化作用に役立つということで注目されている。なお、最近の米国のデザイナーフーズ計画では、がんを予防する可能性のある食品の一覧でニンニク、キャベツ、甘草、大豆、ショウガ、にんじん、セロリ、ハーブの仲間のパースニップの8種類を最も重要としている。ニンニクは、血圧を調整して血栓を防ぐ作用も知られている。

　生活習慣病の危険因子には、環境的要素 (食習慣と運動など)、体質、心理的要因 (ストレスなど) の3つがあげられる。この3つの危険因子の基本となる予防対策の一つに、子どものころから糖質を含む穀類・いも類、ビタミンやミネラルを多く含む果実類、タンパク質の多い肉類・魚類・卵・大豆製品、カルシウムを含む牛乳・乳製品、食物繊維の多い海藻類・きのこ類、さらに低脂肪の油脂 (植物油など) などの6大栄養素を、偏らず毎

表16　脂溶性ビタミン

ビタミンの名称	多く含まれている食物	作用	欠乏症
ビタミンA	緑黄色野菜 (ホウレンソウ、小松菜、かぼちゃ、トマトなど)、淡白色野菜 (きゅうり、大根、カブなど)、卵黄、海藻、レバー、うなぎなど。	・視物質の成分 ・皮膚の機能維持	・夜盲症 ・皮膚の乾燥 ・角膜軟化
ビタミンD	動物性食品に多く含む。 魚類 (マグロ、さんま、アジ、サケ、あんこう、うなぎなど)、レバー、卵黄、バター、きくらげ (乾燥植物) など。	・骨、歯の石灰化促進 ・カリウム、リンの小腸での吸収	・骨軟化症 (小児ではくる病) ・骨粗鬆症
ビタミンE (トコフェロール)	大豆、小麦、胚芽油、綿実油、大豆油、オリーブ油、ごま油、なたね油、ひまわり油、ナッツ類、トウモロコシ、マヨネーズ (全卵油)、うなぎ、すじこ、あんこう、たらこ、ししゃも、焼きのりなど。	・生体膜の安定化 ・抗酸化作用	・貧血 ・遺伝性の赤血球異常症
ビタミンK (フィトナジオン)	緑黄色野菜 (ホウレンソウ、小松菜、キャベツ、かぼちゃ、)、淡白色野菜 (きゅうり、大根、カブ、白菜など)、糸引き納豆、あまのり (ほしのり)、いわのり、わかめなど。	・血液凝固因子プロトロンビンの前駆物質 ・コラーゲンの生成維持	・血液凝固障害 ・皮膚粘膜の出血傾向

(出典) 山田正明、2008、『健康と栄養』、ヘルス・システム研究所。

表 17　水溶性ビタミン

ビタミンの名称	多く含まれている食物	作用	欠乏症
ビタミンB_1 （チアミン）	玄米、大豆、えんどう豆、そら豆、ごま、落花生、ほしのり、うなぎ、豚肉、たらこ、など。	・各種酵素の補酵素の役割	脚気、ウェルニッケ脳症（運動失調、精神障害）
ビタミンB_2 （リボフラビン）	レバー、うなぎ、イワシ、さんま、かつお、あゆ、すじこ、たらこ、からすみ、粒うに、大豆、アーモンド、金卵（生）、ほしひじき、わかめ、など。		口内・口唇・舌炎、皮膚炎、結膜炎、貧血、神経症状、心筋炎
ビタミンB_6 （ピリドキシン）	玄米、胚芽米、大豆、にんにく、バナナ、レバー、かつお、サケ、さば、さんま、はまち、マグロ、ごま、酵母、キノコ、など。		口内・口唇・舌炎、ペラグラ（皮膚炎、下痢、無気力）、筋緊張の低下、神経性痙攣、睡眠障害、脂肪沈着
ビタミンB_{12} （コバラミン）	動物性食品にのみに含まれる。レバー、さんま、さば、かつお、サケ、マグロ、卵黄、牛乳、など。		舌炎、赤芽球性貧血、白血球、血小板の形成障害、うつ状態
ビタミンC （アスコルビン酸）	緑黄色野菜、芽キャベツ、ブロッコリー、パセリ、ホウレンソウ、小松菜、赤ピーマン、トマト、アセロラ、レモン、キウイフルーツ、ネーブル、グレープフルーツ、だいだいはっさく、みかん、すだち、あまのり、サツマイモ、ジャガイモ、レバー、など。	・コラーゲンの生成と維持	壊血病、生体の防御機能低下、老化の促進
葉酸	レバー、緑黄色野菜（グリーンアスパラガス、ブロッコリー、枝豆、ホウレンソウ、小松菜、芽キャベツ、カボチャなど）、ごま、大豆、ゴボウ、小麦、酵母、エノキタケ、マイタケ、シイタケ、果物、スジコ、うなぎ、卵黄など。	・造血作用 ・成長の維持 ・胎児の発育に関与	巨赤芽球性貧血（赤血球の合成機能障害） 骨髄線維症 血小板減少 口内炎 脱毛 嘔吐・下痢
ニコチン酸 （ナイアシン）	レバー、マグロ、さんま、かつお、アジ、サケ、うなぎ、エノキタケ、マイタケ、シイタケ、大豆、穀類の胚芽、紅茶など。	・各種酵素の補酵素の役割	ペラグラ（日光に露出する部位の皮膚の変化） めまい 胃腸障害
パントテン酸	レバー、大豆、納豆、大麦、卵黄、キノコ類、うなぎ、酵母、ジャガイモ、ヨーグルト、ロイヤルゼリーなど。	・各種酵素の補酵素の役割 ・ストレス緩和作用	バーニングフィート症候群（下肢の知覚異常、循環器障害、疼痛） 不眠、過労 呼吸器感染症
ビオチン	大豆、胚芽米、米など。	・各種酵素の補酵素の役割 ・皮膚や粘膜の維持	結膜炎 剥離性皮膚炎 筋肉痛

（出典）山田正明、2008、『健康と栄養』、ヘルス・システム研究所。

食に栄養バランスがとれるように食品の組み合わせに工夫することが大切である。栄養素は、できる限り自然食からの摂取が望ましく、塩分は控えめ（1日に5～6gの食塩摂取が望ましい）にすることに留意すべきである。表19には生体中に含まれている無機元素とその主な作用、それらが多く含まれている主な食物について示した。

表18 健康と食品

健康に良い食品	食品の作用と栄養障害
●低脂肪食品 肉の脂、バター、チーズの摂取過剰は避け、植物性のオリーブ油、菜種油、紅花油、ごま油、さらに魚の脂を摂ることが大切で、肉の脂：植物油：魚の脂＝4：5：1の割合で摂るのが理想的である。	・脂肪摂取量の過剰による障害 　肥満（糖尿病や高血圧などの生活習慣病の原因になる） ・脂肪摂取量の不足による障害 　外傷を受けやすくなる、皮膚の乾燥、夜盲症、骨異常（骨粗鬆症）
●ビタミンを含む食品 ビタミンは緑黄色野菜（ホウレンソウ、ニンジン、かぼちゃなど）、淡白色野菜（きゅうり、大根、白菜など）、豆類、卵黄、米ぬか、酵母、小麦、キノコ、魚、肉など、多くの食品に含まれる。	・ビタミンは、脂肪などの栄養素が体内でエネルギーに変わるなどの代謝に必要。不足すると代謝がうまくいかず、いろいろな症状がでる。今日、特に若者に潜在性ビタミン欠乏症（疲れ、めまい、頭痛、肩こり、貧血等）が多く発症している。また、ビタミン不足により、糖尿病の悪化や動脈硬化の進行につながる。
●抗酸化食品 抗酸化作用（からだの中の有害物で、いらなくなった活性酸素を消去してくる働き）が強いと認められている食品…ビタミンA、C、Eを含む食品。種実類（ピーナッツ、アーモンド、ごまなど）、納豆、醤油、味噌、赤ワイン、ハーブスパイス等。	・人間は呼吸しているだけで、酸化作用する体内の活性酵素の濃度が高くなり、加齢とともに酸化が進む。この酸化が進むと、動脈硬化、がん、糖尿病、老年認知症、慢性肺繊維症、関節リウマチ、骨粗鬆症、風邪等、さまざまな病気になる。
●繊維を多く含む食品 ・水溶性繊維食品 　海藻類、こんにゃく、果物 ・不溶性繊維食品 　ごぼう、セロリなどの野菜、小麦、ふすま、豆腐、干ししいたけ	・食物繊維は、生体の消化管の中でさまざまな形でいろいろな生理作用をし、この作用が健康維持に不可欠である。食物繊維の多くは不溶性であり、これが便秘や大腸がんの予防に大事な役割を果たすといわれていた。しかし平成17（2005）年5月に厚生労働省は、日常生活で食物繊維の摂取は大切であるが、野菜、果物など食物繊維を多量に含む食物を余分に摂取しても、大腸がんの予防にはつながらないと報告している。 ・一方、水溶性繊維食品は糖尿病、高血圧症、脂質異常症などの慢性疾患予防に役立つ。

（出典）山田正明、2008、『健康と栄養』、ヘルス・システム研究所。

表19　生体中の無機元素

元素名	存在場所	主な作用	多く含まれている食物
ナトリウム	細胞外液（血漿、組織間液）に多く含む。	浸透圧および酸—塩基平衡の調節。神経刺激の伝達。	食塩、醤油、味噌
カリウム	細胞内液に多く含む。	酵素活性の維持。浸透圧の調節。心筋の運動に関与。	ゆであずき、バナナ
クロール	細胞外液に多く含む。	浸透圧や酸—塩基平衡の調節。	食塩、醤油、味噌
カルシウム	歯、骨、神経、筋肉および血漿に含む。	神経の興奮。筋肉の収縮。血液凝固作用。	イワシ（煮干）、牛乳、ひじき、豆腐、ニンジン、春菊
マグネシウム	歯、骨、および血漿の成分。	筋肉の収縮。	干しひじき、大豆
リン	歯、骨、核酸、脳、神経、肝臓および細胞内液に多く含む。	ATPとしてエネルギー代謝。酸—塩基平衡の調節。	しらす干し、チーズ、動物性食品、穀類（米、麦など）
鉄	約70%が赤血球中のヘモグロビン、約3%が筋肉のミオグロビンに、残りの多くがフェリチンとして肝臓、脾臓、骨髄中に貯蔵。	ヘモグロビンの合成に重要。	・動物性ヘム鉄　赤身の肉、赤身の魚、あさり　・植物性非ヘム鉄　ひじき、大豆、ホウレンソウ
銅	肝臓、脾臓、腎臓、骨髄などに含まれる。	ヘモグロビンの合成、結合組織の代謝に関与。	かき、牛レバー
亜鉛	約5%が血液に、残りは皮膚、骨、膵臓（インスリンの構成要素）、眼、男性は性器などに存在。	味覚、皮膚組織代謝、性機能に関与。	生かき、ごま、ホタテ、アワビ、凍豆腐、チーズ、干ししいたけ、煮干
コバルト	ビタミンB_{12}の成分。	赤血球の合成に関与。	レバー、酵母
イオウ	含流アミノ酸（システン、メチオニンなど）およびビタミンB_1の構成元素。毛、爪、軟骨中に存在。	糖代謝、補酵素の作用に関与。	豆、卵黄、緑黄色野菜
ヨード	約80%は甲状腺ホルモンに存在。	甲状腺ホルモンの作用に関与。	海藻類、ぶり
マンガン	肝臓、腎臓、脾臓、血液などに存在。	補酵素の作用に関与。	落花生、れんこん

（出典）山田正明、2008、『健康と栄養』、ヘルス・システム研究所。

5 整形外科系疾患

1. 骨・関節の疾患

(1) 骨折
　骨の連続性が絶たれた状態が骨折であり、完全骨折と不完全骨折に分けられる。最も多いのは、通常の骨に対して強い外力が加わって起こる**外傷性骨折**で、一般に骨折といわれるのはこれである。これに対して弱い外力が骨の同じ部位に繰り返し加わって起こる**疲労骨折**がある。さらに、骨髄炎、骨腫瘍、骨粗鬆症などの骨自体の疾病のためにわずかな外力で起こる病的骨折がある。一方、骨折部が皮膚を破って外側にまで達したものを開放骨折、骨折部が外界と接触していないものを皮下骨折（閉鎖骨折）という。

(2) 脱臼
　相対する関節面の接触が完全に失われた場合が**脱臼**であり、部分的に失われた場合が**亜脱臼**である。脱臼には外傷性、先天性、病的、反復性、習慣性、随意性などが区別される。

(3) 捻挫
　外力によって関節の正常な可動域を超えて運動が強制された結果、骨折や脱臼はないものの関節支持組織（関節包や靭帯）に損傷をきたしたものを**捻挫**と呼ぶ。疼痛、腫脹、内出血斑、可動域制限が認められ、特に受傷時の強制肢位を再現することにより、著明な疼痛が引き起こされるという特徴がある。

(4) 腰痛症
　腰痛だけが主な症状で、原因となる明らかな病気が見つからない場合。急性の腰痛症（通常、**ぎっくり腰**）と慢性の腰痛症がある。椎間板や靭帯、筋肉、軟部組織（筋、神経、血管、脂肪組織など）などの一時的もしくは部分的な損傷によると考えられている。
　急性の腰痛症は、足首の捻挫と同じように、動いた拍子に腰椎を支える靭帯が損傷を受けて痛みが起こることが多いので腰椎捻挫とも呼ぶ。慢性腰痛症では、長時間、腰に負担をかけるような不自然な姿勢や、過労、肥満、柔らかすぎる寝具の習慣的な使用など、日ごろのさまざまな生活動作が誘因となる。

(5) 椎間板ヘルニア
　椎間板の中心にある髄核が周囲の線維輪を膨隆させたり、その隙間から飛び出した状態（図32-1、図32-2）。脊髄の神経根を圧迫して、腰痛や坐骨神経痛などを起こす。第4と第5腰椎の間に最も多く、次に第5腰椎と第1仙骨間で、両方で全体の約9割を占める。

図 32-1　正常な椎体と椎間板　　　図 32-2　腰椎間板ヘルニア

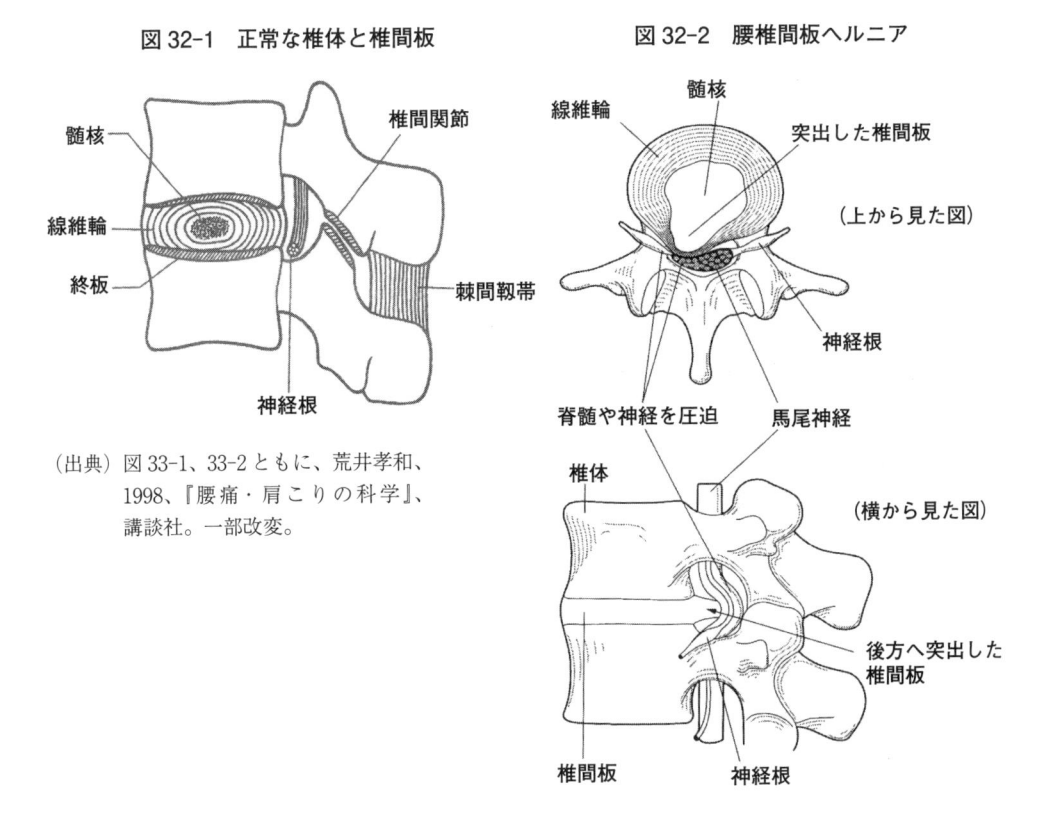

(出典) 図 33-1、33-2 ともに、荒井孝和、1998、『腰痛・肩こりの科学』、講談社。一部改変。

(6) 脊柱管狭窄症

脊柱管が狭くなって、脊柱管の中に入っている脊髄や神経が圧迫された状態で、腰部の脊柱管に最も多くみられる。腰下肢痛のほか、馬尾神経性の間欠性跛行（歩行を続けると下肢が痛くなり、休むと痛みが消えるが、歩くと再び痛くなる症状）を起こすのが特徴である。原因としては加齢によって、椎間板、椎間関節、椎体が変形し、厚みを増して脊柱管が狭くなった場合や、発育の過程でもともと狭い場合、また脊椎すべり症などのように脊椎が移動したために狭くなる場合がある。

(7) 肩関節周囲炎（五十肩）

肩の関節の痛みと、関節の動きが悪くなる症状を特徴とし、老化が原因で起こることが多く、関節そのものより関節の周囲組織が変化して炎症が生じる。

(8) 変形性脊椎症

加齢による変化や、慢性的な頸部への負担、頸部の外傷などが原因で脊椎が変形して、脊髄から出ている神経を圧迫し、その神経の領域の痛みや筋力低下を生じた状態をいう。

(9) 脊髄損傷

脊髄に外力が加わり、挫傷、断裂、血行障害などを生じて脊髄の機能が障害された状態。

(10) 痛風

　痛風は血液中の尿酸という化学物質が過剰に増えて、関節の痛みを引き起こす病気で、正確には**痛風関節炎**という。尿酸とは、生体の細胞の核に含まれる核酸の一種である**プリン体**が細胞の新陳代謝やエネルギーをつくり出す際に生じる老廃物で、食品に含まれているプリン体（動物の内臓や魚の卵に多く含まれる）を分解する過程でも尿酸が生じる。尿酸は最終的に腎臓でこし取られて、一部、尿と一緒に体外へ排泄される。健康な人では血液中に尿酸が3～7 mg/dℓの基準範囲で含まれているが、肝臓で尿酸が過剰につくられたり、腎臓の働きが悪いために排泄が悪くなると、余分な尿酸が血液中に増えてくる。

　血液の尿酸値が7 mg/dℓを超えると、高尿酸血症と診断され、特に、8.0 mg/dℓ以上は危険信号である。この状態が続くと、血液中にとけ切れなくなった尿酸塩という結晶になって、関節などにたまり、痛みなどの症状がみられる。痛風を持つ人の95％以上は男性で、男性に多く発症する。女性より男性に多くみられるのは、女性ホルモンには、腎臓からの尿酸の排泄を促す働きがあるといわれている。痛風は、遺伝や食事などの因子が総合して発症すると考えられている。ある時期までは、40～50歳代の男性に多く発症したが、平成11（1999）年以降には若い世代（20～30歳代）に発症しやすくなっている。痛風の患者数は、平成19（2007）年度現在、約500万人といわれている。

コラム21　プリン体を多く含む主な食品（100 gあたり）

- 極めて多い（300 mg以上）…レバー（鶏肉）、干物（マイワシ）、白子（イサキ）
- 多い　　　（200～300 mg以上）…レバー（鶏肉、牛肉）、カツオ、マイワシ、大正エビ
　　　　　　　　　　　　　　　　　オキアミ、干物（マアジ、さんま）
- 中程度　　（100～200 mg）…マグロ、マアジ、スルメイカ、クルマエビ、カキ

（帝京大教授　金子希代子氏による）

その他、アルコール類、果糖が多い清涼飲料水も尿酸値を上げる。

痛風の症状

　痛風では急激に手足の関節が腫れ、熱感と激しい痛みが起こり、ほぼ1日でピークに達する。この時期に十分治療が行われずに進行すると、コブのように腫れ（痛風結節）が足の母趾の付け根や耳の軟骨などに出現する。また、腎機能障害を起こす。

痛風の治療

　痛みを除くだけでなく、血液中の尿酸値を正常値にコントロールすることが基本。

(11) 変形性関節症

変形性関節症は、体重がかかる股関節（**変形性股関節症**）と膝関節（**変形性膝関節症**）に起こりやすいが、肘を酷使する人の肘関節にも起こることもある。

股関節や膝関節を例に取ると、立ったときに、上半身をしっかりと支えなければならず、跳んだり走ったりしたときに関節にかかる衝撃を受け止めなければならない。このようなさまざまな酷使に耐えられるように、関節は大変緻密な構造をしている。

まず、関節の上下の骨が前後左右にずれてしまわないように、靭帯という組織が関節を包んでしっかりと支えている。さらに、関節の上下の骨の先端は、弾力性に富んだ軟骨に覆われていて、骨と骨とがぶつかる際の衝撃をやわらげている。また、関節のなかは関節液で満たされていて、上下の骨がこすれ合う際に生じる摩擦を少なくしている。関節液は機械にたとえれば、潤滑油のような役目をしている。

このようによくできた構造をしている関節も老化には勝てず、年をとるにしたがって老化による変化が起こってくる。まず、軟骨へ十分な栄養がいきわたらなくなるために、弾力性がなくなってくる。表面が滑らかで透明な色だったものが、表面がかさかさして不透明な色になる。さらに老化が進むと、軟骨全体が水気のないぱさぱさした感じとなり、弾力性がいっそうなくなるだけではなく、こすられて次第に磨耗してくる（図33）。

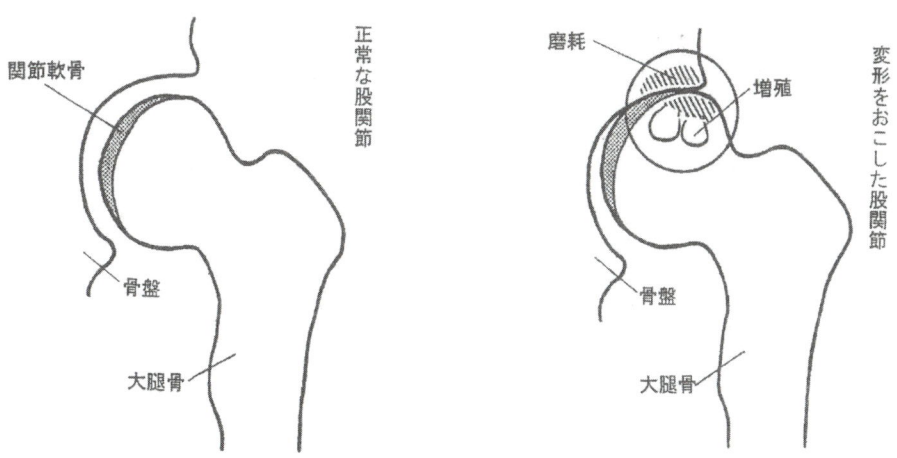

図33　変形性股関節症による骨の磨耗と増殖

（出典）杉山肇、2010、「上手につきあう股関節の病気、症状を見逃さない」（きょうの健康、NHK）改変。

> **変形性関節症の症状**
>
> ● 痛み…発症初期の症状は、関節を動かし始めたときに痛むが、少し動かしているうちに痛まなくなるといった、ちょうど関節の油切れのような、「関節の動き始めの痛み」が特徴。
> ● 関節に水（滑液）がたまる…関節液が増えて、いわゆる水がたまるといった症状が現れる。水がたまると関節は腫れ、つっぱって思うように曲げることができず、とても不快となる。関節の外見が変形してくる。

> **変形性関節症の治療の基本**
> ● 日常生活の注意…関節に無理な負担をかけない・関節を冷やさない（温熱療法）・転ばない（杖を持つのがよい、杖は痛む関節に代わって体重を支える）
> ● 薬物療法
> ● 手術療法

(12) 骨軟化症

おとなの「くる病」である。

> **骨軟化症の原因**
> 　類骨（未完成の骨様組織）に沈着するカルシウムは血液中のリンと結合し、リン酸カルシウムの形で沈着する。この骨の代謝を促進しているのはビタミンDである。体内のビタミンDの量が不足すると、骨の代謝が円滑に行われず骨軟化症が起こってくる。
> 　ビタミンDは、バター、牛乳、卵黄、レバー、肝油、魚肉（マグロ、カツオ、アジなどの有鱗の魚）、キノコ、酵母などのなかに含まれている。最近では子どもの「くる病」と同じように骨軟化症も少なくなってきているが、肝障害、腎障害のためにビタミンDが十分に働かなくなったり、胃切除後の慢性下痢のためにビタミンDの腸からの吸収が悪かったりすると、ビタミンD不足による骨軟化症が起こる。

(13) 骨粗鬆症

骨代謝は主に古い骨を数週間かけて破壊する**破骨細胞**と、数カ月にわたって新しい骨をつくる**骨芽細胞**によって行われている。破骨（骨吸収）と再生（骨形成）がバランスよく行われていれば、最大骨量（骨密度：コラーゲンなどのタンパク質とカルシウムなどのミネラルを合わせた総量）が保持され骨は正常状態である。しかし、そのバランスが崩れ、破壊が再生成を上回ると骨粗鬆症が起こる。このことから、骨粗鬆症は骨の量が減少すると同時に、骨の構造が粗く、スカスカになり全身の骨がもろくなった状態になる。

現在用いられている、骨粗鬆症の診断の基準になるのが、22〜44歳の平均骨量値を示す**YAM**〔(Yong Adult Mean)：若年成人平均値〕である。YAMの骨量を100%として、骨量が80%以上の人は健康、70%未満であれば骨粗鬆症と診断される。また、70%以上80%未満で、骨が弱くなって骨折した場合も、骨粗鬆症と診断される。

骨粗鬆症の発症には、遺伝的素因と生活習慣が関与する。若年期には骨粗鬆症の症状が見られる場合、一部に遺伝による影響を受けていると考えられる。

骨粗鬆症の発症は、平成19（2007）年度現在、国内で約1千万人（女性800万人）で、うち70歳以上が60%といわれている。最も多いのが女性の**閉経後骨粗鬆症**と、高齢者の

老人性骨粗鬆症である。腰痛や胸痛は早く現れ、進行すると容易に**圧迫骨折**（骨量が減り、スカスカになった椎体がふとした体の重みでつぶれる状態）を起こすなど骨折しやすくなる。特に大腿骨の骨折が原因で寝たきりになる場合は少なくない。骨粗鬆症の予防を心がけることは、大変重要なことである。

骨粗鬆症の症状

腰痛などがあるが、これらの症状とX線で診断できる骨粗鬆症の程度とは必ずしも一致しない。また、骨がもろくなっているので非常に骨折しやすいといえる。

骨粗鬆症の診断

骨はX線で陰影濃度が薄くなる。また骨塩定量を専用の測定器で調べることもできる。

骨粗鬆症の治療

予防が最も重要で、カルシウム（ワカサギ、牛乳、スキムミルク、プロセスチーズ、ヨーグルト、シシャモ、豆腐、干しエビ、納豆）やビタミンD（サケ、うなぎ、さんま、ヒラメ、イサキ、タチウオ、キクラゲ）、さらにビタミンK（納豆、ホウレンソウ、小松菜、ニラ、ブロッコリー、キャベツ、サニーレタス、ワカメ、卵）の多い食事をとること、身の回りのことは自分で行い、散歩するなど日常生活を活発にすることが重要である。

薬物療法には従来から使用されているカルシウム製剤、活性型ビタミンDなどの他に最近、破骨細胞の活動を抑制するビスフォスフォネート系薬剤［アレンドロン酸ナトリウム水和物（商品名：ボナロン錠、フォサマック錠）、リセドロン酸ナトリウム水和物（商品名：アクトネル錠、ベネット錠）］が発売された。また、骨量の減少を抑え、骨形成を助ける作用があるビタミンK_2製剤が発売された。

一方、閉経期の女性を対象に、更年期症状を改善し骨量の減少を抑える目的で女性ホルモン製剤とSERM（サーム）（選択的エストロゲン受容体調整薬）が用いられる。急性の腰背部痛には安静と消炎鎮痛薬や筋弛緩薬の投与を行うが、必要以上の安静を取り過ぎないことが重要である。

（14）上腕骨外側上顆炎（テニス肘）

肘の外側に疼痛と圧痛があり、上下に拡散する。タオルをしぼる、やかんを持ち上げるなどの動作をすると、肘の外側に痛みを覚える。テニスのバックハンドストロークを、腕だけを使ってしようとすると本症を起こしやすいが、一般に原因は不明のことの方が多い。

(15) 運動器症候群［ロコモティブシンドローム（ロコモ）］

最近の研究で、関節の痛みや転倒などによる骨折など、骨・関節・筋肉といった体を動かす運動器の障害が原因で、要介護や寝たきりにつながるような状態が、いくつも重なっていることがわかってきた。このことから、要介護や寝たきりの予防に重点をおいて新たに提唱されたのが**運動器症候群（ロコモ）**である。

ロコモ・チェック 以下の7項目で、1つでもあてはまればロコモとされる

1. 片脚立ちで靴下がはけない。
2. 家の中でつまずいたり、滑ったりする。
3. 階段を上がるのに手すりが必要。
4. 横断歩道を青信号で渡りきれない。
5. 15分くらい続けて歩けない。
6. 家の中でやや重い仕事（掃除機がけや布団の上げ下ろしなど）が困難。
7. 2kg程度（1ℓの牛乳パック2本分）の買い物をして持ち帰るのが困難。

---

2. 筋・腱の疾患

(1) ばね指

指屈筋腱の慢性炎症で腱鞘が肥厚し腱の滑動が障害され、このためばね様のひっかかり現象が生じる。幼児では先天的に腱が肥厚しているため、同様の現象を生じることがある。

(2) ドゥ・ケルバン病

狭窄性腱鞘炎（きょうさくせいけんしょうえん）ともいわれ、手首の橈側（母指側）の腱鞘炎である。強度の疼痛のため、こぶしをにぎることさえ困難となる。

(3) アキレス腱断裂

スポーツ中のアキレス腱の過伸展で起きやすく、柔軟性の消失した30歳代後半に多い。

(4) 筋挫傷（肉離れ）

筋肉の部分断裂で、スポーツ中に起きることが多い。大腿、下腿部の筋によくみられ、局所の腫脹と筋伸展時の疼痛がみられる。

(5) 進行性筋ジストロフィー

筋肉が次第に変性、萎縮していく原因不明の遺伝性の疾患。幼児期に発病し、肩や上腕、腰などの筋に変性・萎縮が起こる。

(6) 重症筋無力症

筋肉が容易に疲労し脱力状態になる疾患。脱力は主として顔の筋肉から始まり、全身にみられる。休息により回復するが、ときに呼吸困難をきたす。神経と筋肉の接合部の異常による自己免疫疾患。

(7) 線維筋痛症

この病気は女性に多く、30〜40歳代で発症するケースが目立つが、子どもにも一部発症している。全国に推定220万人の患者がいる原因不明の病気である。**線維筋痛症**の診療指針（**ガイドライン**）が初めて作成され、平成21（2009）年10月に公表された。

全身の痛みが3カ月以上続き、18箇所ある「圧痛点」と呼ばれる部分を強く押して11箇所以上で痛むと、線維筋痛症と診断する。

治療は、服薬で痛みを軽くすることを中心とし、けいれんやこわばりをとる薬や消炎鎮痛薬、抗うつ薬など、症状に合わせた薬を使うことで、症状の改善が図れるとした。平成24（2012）年に、線維筋痛症の治療の一つとして末梢性神経障害性疼痛治療薬プレガバリン（商品名：リリカ）が保険適用になった。症状が軽いうちに投薬を始めれば、治療の効果は高くなるといわれている。

ガイドラインでの主な4つの症状

1. 筋肉のけいれんやこわばりがある。
2. 関節などにある筋肉の付け根に痛み・炎症がある。
3. うつ状態とともに痛みがある。
4. 症状が重なっている。

ガイドラインにおける重症度別の症状の5段階

1. 線維筋痛症の診断基準を満たしているものの、普通の生活ができる。
2. 手足の指などにも痛みが出て、不眠や不安感、うつ状態がある。
3. ツメや髪に触ったり温度や湿度などが変化したりするだけで、全身に激しい痛みが広がる。普通の生活が困難になる。
4. 痛みのため自力で体を動かせず、ほとんど寝たきりの状態になる。痛みによって眠れない。
5. 激しい全身の痛みとともに、膀胱や直腸に障害が出る。口の渇きや目の乾燥といった症状も出る。

6 女性の代表的な病気

1. 代表的炎症性疾患

- バルトリン腺（膣付近にある大前庭腺）炎、バルトリン腺腫瘍
- 膣炎
- 子宮内膜炎
- 卵管炎

2. 代表的腫瘍性疾患

(1) 子宮筋腫

子宮筋腫は、成人女性の4人に1人がかかっている身近な病気である。

> **子宮筋腫の種類**
>
> ● 粘膜下筋腫
>   子宮の内側に向かって大きくなる。小さくても過多月経など重い症状が出る。
> ● 筋層内筋腫
>   子宮の筋肉の中にできる。最も多いタイプ。
> ● しょう膜下筋層
>   子宮を覆うしょう膜のすぐ下にできる。大きくなるまで症状はほとんどない。

> **子宮筋腫の治療**
>
> ・様子を見る経過観察　　・薬物療法　　・腹腔鏡下手術　　・開腹手術
> ・子宮動脈閉塞術（UAE）
> ・集束超音波療法（FUS）：微弱な超音波を患部に集中させて焼く治療法
> ・マイクロ波子宮内膜アブレーション（MEA）

(2) 子宮がん

新たにがんと診断された女性のなかで、大腸がん、乳がん、胃がんに続いて4番目に多いのが子宮がんといわれている。子宮がんは、がんのできる部位によって**子宮体がん**と**子宮頸がん**に分けられる。

● 子宮体がん
子宮の奥の子宮体部にできるがんで、発症には女性ホルモンが関係するとされ、発症の

ピークは閉経前後（50～60歳代）の女性に多くみられる。

● 子宮頸がん

　子宮頸がんは、子宮の入り口部分の子宮頸部に発生する。子宮頸がんの多くは、ヒトパピローマウイルス（HPV）に感染することで発症するとされている。HPVには約100種類の型があり、そのうち約10種類が子宮頸がんの原因になる。原因の7割を占めるのが16型と18型である。HPVは性交渉によって感染するウイルスで、成人女性の半数が生涯に一度は感染するとされる。しかし、感染してもほとんどの場合、免疫によってウイルスは排除される。ところが、HPVの16型あるいは18型などの感染によって、ごく一部の人では細胞の遺伝子が異常を起こして、がん化することがある。

　子宮頸がんと診断される人は毎年1万5000人以上に上り、そのうち3500人が死亡すると推定されている。性交渉を行う低年齢化を背景に、この20年ほどの間に20～30歳代の発病者・死亡者が増加している。

　子宮頸がんの検診は現在、自治体が費用を助成してくれるので、20歳代から定期健診を受けることが大切である。なお、子宮頸がんの治療は手術が主とされている。平成21（2009）年10月国内で初めて、16型と18型のワクチンが承認された。半年間に3回、筋肉注射による接種を受けることで、最低でも20年以上、効果が持続すると推定されている。

　ワクチンの接種対象は、11～14歳の女子が第一に接種を受けることが勧められている。性交渉を経験する前に、ワクチンの接種を受けるのが最も効率的だが、日本産婦人科学会などでは、15～45歳の女性にもワクチンの接種を推奨している（※現在は推奨していない）。

　性交渉の経験があれば、すでにHPVに感染している可能性はある。ワクチンでは、感染を消す、細胞の以上を正常に戻すといった治療はできないが、16、18の両型に感染しているケースは1％に満たない。どちらに感染していても、ワクチンでもう一方の型の新たな感染を予防できるので、接種する価値はあるといわれている。他方では、ワクチン接種による副作用は心配ないといわれてきたが、ごく最近、接種した一部の人に重い症状が生じているとの報告がある。このことから、ワクチン接種時には医師の正しい指導を受けて対応する必要がある。

(3) 子宮内膜症

　妊娠が可能な女性の1割ほどにみられる**子宮内膜症**は、子宮の内腔を覆っている粘膜の組織が子宮の筋肉の中や子宮の周りにとびちり、そこで月経のたびに出血をくり返し子宮の周りと癒着を起こす。症状は月経痛をはじめ、下腹部や腰の慢性痛、性交痛、排便痛を引き起こす。不妊の原因にもなる。治療法の一つに卵巣の働きを抑える薬物療法（ホルモン療法）が通常用いられているが、最近、低用量ピルと黄体ホルモン剤が登場し、これらの2つは痛みを長期に抑え、悪化を防ぐ効果があるといわれている。

(4) 卵巣腫瘍

卵巣腫瘍とは子どもから高齢者まで、年齢の別なくできる卵巣のおできである。若い年代には良性のものが多く、40～50歳以上には悪性のものが多くなる。中高年になったら子宮がんの検診と一緒に卵巣の検診を受けることが必要である。

(5) 乳がん

乳がん患者のうち、検診でがんが見つかったのは2割に過ぎず、4人に3人は検診を受けずに自分でしこりなどの異常に初めて気づいて病院を受診したことが、日本乳がん学会の調査［平成16（2004）年度］でわかった。乳がんの死亡者数は年間約9800人、30～50歳代の女性のがんでは死因の1位となっている。

胸を触る自己診断で見つかる乳がんの大きさは約2cmで、自然に気づく場合は3cm以上が多いといわれている。したがって、**マンモグラフィ**（乳房のX線撮影）による乳がんの定期健診を受けるよう日本乳がん学会などがすすめている。

乳がん検診は、40歳代以上に自治体の補助金が出る場合が多いが、血縁者に乳がん経験者がいる人は、血縁者にがんがわかった年齢の10年前から始めるのがよい。母が48歳でなった人は38歳から検診ということになる。

3. 女性更年期障害

ある年齢（平均的には45歳以上）に達すると、今まで規則正しかった性周期が不規則となってくるが、このころから閉経後数年間までの約10年くらいを女性の更年期と呼んでいる。この時期に、ホルモンのバランスの崩れによる自律神経失調症（のぼせ、顔面紅潮、肩こり、不眠など）が出ることがあり、これを**女性の更年期障害**と呼んでいる。通常の治療はホルモン療法で、この他漢方薬や向精神薬なども使用される。

7 高齢者疾患の特徴

　高齢者とは一般に 65 歳以上の人をいい、さらに 65 〜 74 歳の人を**前期高齢者**、75 歳以上の人を**後期高齢者**と呼んでいる。このうち、臨床的に多くの問題を抱えているのは後期高齢者である。生体の恒常性（ホメオスタシス）の低下によって生じる老化は、**老年病（病的老化）**の発症を促進する。

　老年病の代表的なものとして循環器系疾患（心臓病、高血圧症、動脈硬化症など）、脳卒中、各臓器に発症する悪性腫瘍、結核、肺炎、尿路感染症、消化管の潰瘍、感染性胃腸炎、腎不全、前立腺肥大、糖尿病、精神障害（うつ病、認知症）、運動機能障害（変形性関節症、骨粗鬆症）、脊柱管狭窄症、骨折、白内障、加齢黄斑変性症、難聴などがあげられる。

(1) 個人差が強くなる

　一般に人は年をとるにしたがって個人差が強くなり、生理的機能について比較した場合、高齢者でも成人とほとんど変わらない人と、病気の症状を示す人があり、その個人差が大きくみられることがある。さらに、病気の症状にもその現われ方も人により異なる。

(2) 1 人で複数の疾患を持っている

　高齢者ほど 1 人で複数の疾患を持っており、その際それぞれの疾患が互いにつながりを有することもあり、全く無関係に別々に発病する場合もある。

(3) 疾患の症状が非定型である

　成人のような定型的症状が認められないことが多い。その例として軽い感冒と思っていた人が翌日に重篤状態になることがある。

(4) 慢性疾患が多い

　病気が治りにくく、経過が慢性化することが多い。遺伝的素因もあるが、生活習慣などが原因で発症する高血圧症、動脈硬化症、糖尿病、変形性関節症、骨粗鬆症、肺気腫は慢性疾患の代表である。

(5) 水や電解質のバランスを崩しやすい

(6) 疾患の治癒の遅延や余病が併発しやすい

　完全に治癒するまで若い人に比較して日数がかかり、回復するまでに余病を併発することもある。

(7) 薬剤に対する反応性が若い人と異なる

　高齢者では腎あるいは肝機能が低下している人が多く、薬剤の吸収、代謝、解毒、排泄が若い人と異なる。そのためには、薬剤による副作用などが生じないように、薬剤の使用量には十分な注意が必要である。

(8) 精神機能の低下

　身体機能の低下と合わせ精神機能の低下が見られ、高齢者に比較的特有な、何らかの原因で脳神経細胞が脱落するアルツハイマー型認知症、あるいは脳卒中発作や脳梗塞が原因で起こる脳血管性認知症などが発生しやすくなる。特に長期間の寝たきり高齢者には多くの精神機能低下が見られる。

(9) 廃用症候群（生活不活発病）

　高齢者の場合、明らかな病気とはいえないのに、身体機能の低下を生じることがある。これを**廃用症候群**という。その要因には、過度の安静や長期の安静があり、高齢者の場合は、特にこの影響を受けやすいとされている。この症候群の症状には、筋力低下、関節の動きの制限、頻脈、便秘、下痢、疲れやすい、うつ症状などが見られる。

Ⅲ. 臨床検査の基礎知識

1 臨床検査による診断

　臨床検査は、患者から得られた生体試料（血液、尿、便、喀痰など）を検体として検査を行う**検体検査**と、患者自体検査の対象となる**生理機能検査（生体検査）**に大別される。

(1) 検体検査

　検体検査は、測定法の原理や手法の違いによって表20のように分けられる。

表20　検体検査の種類と概略

種類	概略
① 一般検査	主に尿、便などが対象。日常生活で最も広く利用されている。
② 血液検査	血液中の赤血球、白血球や血小板などの数、形態学的所見、血液凝固系などを調べる検査。造血器などの診断、治療に用いられる。
③ 生化学的検査	主に血清（血液中の血球を除いた液状部分）や、尿中に含まれる化学的成分を定量的に測定する検査。検査項目には、糖（血糖、尿糖）、脂質（コレステロール、中性脂肪、脂肪酸など）、タンパク質、酵素、電解質・無機物質（ナトリウム、カリウム、カルシウム、クロールなど）、ホルモン、生体色素（黄疸の診断の指標となるビリルビン）など種類が多く、糖尿病、腎疾患、肝疾患など、多くの疾病の診断治療に用いられている。
④ 免疫検査	●抗体検査…真菌、細菌、ウイルスなどの病原性微生物の異物（抗体）が体内に侵入すると、その異物に特異的に反応する抗体がつくられるが、この抗体を検査するのが抗体検査である。この検査と併せて抗原検査を行う場合もある。 　抗体検査は、結核菌、淋菌、MRSA（メチシリン耐性黄色ブドウ球菌）、インフルエンザウイルス、HIV（エイズウイルス）、HBV（B型肝炎ウイルス）、HCV（C型肝炎ウイルス）、HTLV（成人T細胞白血病ウイルス）などの、感染症の診断に用いられる。 ●自己抗体検査…自己免疫疾患の診断や治療に用いられる。
⑤ 輸血検査	血液型や輸血に関する検査。
⑥ 細菌検査	血液、尿、便、痰などを検体とし、培養によって検出された菌種の確認、患者により検出された細菌の抗生物質や化学療法剤に対する薬剤効果試験（感受性試験）などを行う検査。
⑦ 病理検査	穿刺や手術によって取り出された組織や臓器から標本を作製し、顕微鏡下で形態学的に観察し、種々の診断に用いられる検査。
⑧ 細胞診検査	喀痰、尿、体液(腹水、胸水、脳脊髄液など)、子宮内擦過などの中に見出される細胞を顕微鏡下で形態学的に観察し、がんなどの診断に用いられる検査。
⑨ 染色体検査	染色体異常による遺伝疾患や白血病などの血液疾患の診断に用いられる。

(2) 生理機能検査

　生理機能検査とは、人間の特定器官の機能、すなわち循環機能、呼吸機能、脳・神経機能などの異常を、最新の電子工学や機械工学などの技術を用いて検出するものである。生理機能検査は表 21 に示すように四つに分類される。

表 21　生理機能検査の種類と目的

種類	目的
① 循環機能検査	主に血液を循環させているポンプの働きをしている心臓の機能を調べるための検査。電気的刺激によって拍動している心臓の電気的信号を、心電計を用いて体外から検知する心電図検査が日常化している。 心電図検査は狭心症、心筋梗塞などの心疾患の診断には不可欠である。循環機能検査には、このほか脈波計、心音計などを用いることがある。
② 呼吸機能検査	呼吸機能とは、外気から吸った酸素と生体内の組織で発生した炭酸ガスの肺におけるガス交換を指す。 呼吸機能検査には**肺活量**の測定が一般化され、肺気腫、肺がん、気管支喘息、慢性気管支炎などの診断に用いられる。これらの疾患時には、肺活量の低下がみられる。さらに肺でのガス交換の状態を把握するためと、血液中の酸・塩基平衡の状態を知るために、**血液ガス**（血液中の酸素分圧、炭酸ガス分圧、pH など）分析も臨床に利用されている。
③ 脳・神経機能検査	脳・神経機能の検査には、頭皮に近い大脳皮質付近の活動を、微弱な電気信号として記録する脳波検査をはじめ、意志により随意に運動できる筋肉の機能を調べる筋電図検査などがある。特に脳波検査は臨床に広く利用され、そのうち**てんかん**の診断には最も大切であり、そのほか脳腫瘍、脳外傷、意識障害などにおいても検査される。
④ 超音波検査	体表から体内に向けて超音波を送ると、内臓などにあたって戻ってくる反射波を画像に表し、その画像の状態を観察し診断に利用する。これが反射法（エコー法）と呼ばれる超音波検査である。超音波検査は、脳、肝臓、心臓、腹部、泌尿器、婦人科領域などの疾患の診断に広く使われている。

2 基準値

　平成5（1993）年まで使われてきた各検査項目の正常値は**正常範囲**とも呼ばれ、健康な人の各検査項目のデータをたくさん集めて、その上下の2.5％ずつを切ったものを**正常値**として用いてきた。これは健康な人の95％が収まる範囲値のことで、逆にみると健康人でも5％の人がその範囲から外れることにもなる。この5％から外れた人は、異常値もしくは病気と思いがちになる。したがって、今日では正常値から**基準値**の表現に変えられ、個人の検査記録に基準値が使われている。

　基準値は、健康な人のデータ全部をひっくるめて広い範囲で使える物差しであるが、自分自身の物差しは健康なときの自分の値が最もよく、実際には難しいが、そのためには定期的に検査を受けて「自分の物差しを把握すること」が大切である。

　健康人を対象に基準値を求めたとき、測定法などの測定条件の違いによって測定値に若干の差を生じることがある。また、男女や年齢によって基準値の異なる項目もある。

3 主な検査項目の基準値と異常値疾患

【尿一般検査】

検査項目	基準値	主な異常値疾患
タンパク	−	陽性：腎炎、尿道炎、膀胱炎
糖	−	陽性：糖尿病
アセトン体（ケトン体）	−	陽性：糖尿病がかなり進行した場合
ビリルビン	−	陽性：肝臓、胆のうの疾患
ウロビリノーゲン	±〜＋	増加：肝機能障害
		減少：総胆管閉塞
沈渣 ※	赤血球	
	1−2／数視野	増加：腎炎、尿路結石、膀胱がん
	白血球	
	0−1／数視野	増加：尿道炎、膀胱炎、腎盂炎
	上皮細胞	
	0−1／数視野	増加：腎臓や尿路の炎症の疑い

※…新鮮な尿を試験管に入れて遠心分離機にかけると、尿中に存在している固形物質が試験管の底にたまる。これが「沈渣」。沈渣に含まれる成分を顕微鏡で観察するのが尿沈渣の検査。

【便検査】

検査項目	基準値	主な異常値疾患
潜血反応*	−	陽性：消化管の潰瘍性疾患

（注）大腸がんの一時検査に日常、採用されている。

【血液検査】

検査項目	基準値	主な異常値疾患
赤血球数（RBC）	男 410～530万/$\mu\ell$ ※1 女 380～480万/$\mu\ell$	低値：貧血 高値：赤血球増多症 ※2
ヘモグロビン（Hb）	男 14～18 g/dℓ 女 12～16 g/dℓ	低値：10 g/dℓ 以下は明らかに貧血。
ヘマトクリット （血球容積、Ht）	男 40～48% 女 36～42%	低値：貧血 高値：赤血球増多症、脱水症状
網状赤血球数※3	0.8～2.2%	高値：溶血性貧血、鉄欠乏性貧血、悪性貧血 低値：再生不良性貧血、急性白血病
血小板数（Plt）	13～35万/$\mu\ell$	減少した場合は出血しやすくなり、肝機能障害で減少することもある。多すぎると血栓の原因。
白血球数（WBC）	4000～9000/$\mu\ell$	高値：化膿性炎症（肺炎、虫垂炎など）、心筋梗塞、がん 低値：関節リウマチなどの膠原病、悪性貧血

※1…$\mu\ell = 10^{-6}$ リットル＝100万分の1リットル＝1000分の1ミリリットル
※2…血液が流れにくくなったり、血管が詰まりやすくなったりする。
※3…正常な赤血球になる前の未熟な赤血球。

【白血球分画】（血液像）

検査項目	基準値（%）	主な異常値疾患
好中球（Neu）※	40～60	増加：細菌感染症（肺炎など）、炎症、心筋梗塞、骨髄性白血病 減少：ウイルス感染症（風疹、麻疹など）、再生不良性貧血
好酸球（Eo）	1～5	増加：喘息や花粉症などのアレルギー性疾患、関節リウマチなどの膠原病
好塩基球（Ba）	0～1	増加：慢性骨髄性白血病、甲状腺疾患
リンパ球（Ly）	18～50	増加：ウイルス感染症、慢性リンパ性白血病、百日ぜき
単球（Mo）	2～10	増加：結核、梅毒などの感染症、関節リウマチなどの膠原病

※化膿した時に膿が出ることがあるが、その膿は細菌と好中球の死骸。

【血液の生化学検査】

① 脂質代謝検査

検査項目	基準値(mg/dℓ)	主な異常値疾患
総コレステロール	120～219	高値：動脈硬化、糖尿病、甲状腺機能低下症、ネフローゼ症候群 低値：貧血、甲状腺機能亢進症、肝疾患
HDLコレステロール	40～95	低値：動脈硬化、糖尿病、肝硬変
LDLコレステロール	65～139	高値：動脈硬化、糖尿病
中性脂肪（TG）	30～150	高値：動脈硬化、糖尿病、甲状腺機能低下症、ネフローゼ症候群 低値：甲状腺機能亢進症、肝硬変

② 糖代謝検査

検査項目	基準値	主な異常値疾患
血糖	70～110 mg/dℓ	高値：糖尿病 低値：高インスリン血症、肝疾患
HbA1c ※ （ヘモグロビンエイワンシー）	6.0％以下	高値：糖尿病（高血糖の持続） 6.0～6.5％は、定期的検査が必要。 6.5％以上は糖尿病が疑われる。

※ HbA1cの基準値は、平成24（2012）年4月から、<u>5.6％以下から6.0％以下に引き上げられた</u>。

③ ホルモン検査

検査項目	基準値	主な異常値疾患
トリヨードサイロニン（T_3）	80～190 ng/dℓ	高値：甲状腺機能亢進症（バセドウ病） 低値：甲状腺機能低下症（橋本病）
サイロキシン（T_4）	4.6～11.0 μg/dℓ	高値：基本的にT_3に準じる。 低値：基本的にT_3に準じる。
遊離トリヨードサイロニン（FT_3）	2.25～5.36 pg/mℓ	高値：基本的にT_3に準じる。 低値：基本的にT_3に準じる。
遊離サイロキシン（FT_4）	0.7～2.1 ng/dℓ	高値：基本的にT_3に準じる。 低値：基本的にT_3に準じる。
甲状腺刺激ホルモン（TSH）	0.27～5.00 μU/mℓ	高値：甲状腺機能低下症（橋本病） 低値：甲状腺機能亢進症（バセドウ病）

④ 肝・胆・膵機能検査

検査項目	基準値	主な異常値疾患
ZTT（血清膠質反応検査）	2.0～12 単位	高値：肝疾患、肺結核、膠原病
AST（GOT）	10～40 IU/L	高値：肝障害、心筋梗塞
ALT（GPT）	5～45 IU/L	高値：肝障害
LDH	120～240 IU/L	高値：肝障害、筋肉疾患、心筋梗塞、がん、溶血性貧血
γ-GTP	20 IU/L以下	高値：アルコール性肝障害、肝硬変、膵臓がん

ALP(アルカリホスファターゼ)	100 ～ 326　IU/L	高値：肝・胆道系（胆のうや胆管など）疾患
ChE(コリンエステラーゼ)	200 ～ 482　IU/L	低値：肝障害
LAP	37 ～ 61　IU/L	高値：肝・胆道の閉塞障害
総ビリルビン	0.2 ～ 1.2　mg/dℓ	高値：黄疸、肝炎、胆石症、胆のう炎、肝臓がん、胆管がん、膵臓がん
総タンパク（TP）	6.7 ～ 8.3　g/dℓ	高値：慢性肝炎、肝硬変、多発性骨髄腫
		低値：栄養不良、消化吸収障害、ネフローゼ症候群
アミラーゼ	42 ～ 144　IU/L	高値：急性・慢性膵炎、膵臓がん、流行性耳下腺炎（おたふくかぜ）

⑤ 電解質検査

検査項目	基準値	主な異常値疾患
ナトリウム（Na）	137 ～ 147 mEq/ℓ	高値：水分不足、塩分過剰摂取
		低値：嘔吐、下痢、腎不全
カリウム（K）	3.5 ～ 5.0 mEq/ℓ	高値：腎不全
		低値：嘔吐、激しい下痢、糖尿病、肝硬変
クロール（CL）	98 ～ 108　mEq/ℓ	ナトリウムとともに変動
カルシウム（Ca）	8.6 ～ 10.4　mEq/ℓ	高値：副甲状腺機能亢進症、悪性腫瘍
		低値：副甲状腺機能低下症、腎不全

⑥ 腎機能検査

検査項目	基準値	主な異常値疾患
クレアチニン	0.6 ～ 1.0 mg/dℓ	高値：慢性腎炎、腎不全
尿素チッ素（BUN）	8 ～ 20 mg/dℓ	高値：腎炎、ネフローゼ症候群、尿毒症
		低値：栄養不足、アルコール性肝硬変、尿崩症
尿酸	3.4 ～ 7.0 mg/dℓ	高値：痛風、腎不全、8.0 mg/dℓ以上は危険倍増
糸球体濾過量(eGFR)※	90 ～ 120 mℓ / 分	低値：腎機能の低下

※クレアチニンの値を基に糸球体濾過量を算出する。

⑦ 筋・心筋関連検査

検査項目	基準値	主な異常値疾患
CK	32 ～ 187　IU/L	高値：心筋梗塞、筋ジストロフィー、多発性筋炎、脳卒中、腫瘍
HBD（βハイドロオキシ酪酸脱水素酵素）	110 ～ 230　IU/L	高値：心筋梗塞、筋ジストロフィー、悪性貧血

【炎症の検査】

検査項目	基準値	主な異常値疾患
白血球（WBC）	4000 〜 9000 /μl	高値：化膿性炎症疾患（肺炎、虫垂炎など）
赤沈（血沈）※1	男 2 〜 10 mm/ 時間 女 3 〜 15 mm/ 時間	・沈降速度 15 mm/ 時間以上 　…感染症、貧血、心筋梗塞、がん ・沈降速度 50 mm/ 時間以上 　…肺結核、関節リウマチなどの膠原病 ・沈降速度 100 mm/ 時間以上 　…血液のがん
CRP（C反応性タンパク）※2	陰性または 0.2 mg/dl 以下	・弱い陽性…慢性の感染症、ウイルス感染症 ・強い陽性…急性の感染症（特に化膿性のもの）、敗血症の疑い、心筋梗塞、膠原病
リウマトイド因子（リウマチ因子）	10 U/ml 以下	高値：関節リウマチ
ASO（抗ストレプトリジンO）	0 〜 166 U	高値：扁桃炎、咽頭炎、しょうこう熱、急性腎炎

※1…血液に凝固防止剤を入れ、赤血球が沈む速さを測定。※2…病原体の感染や外傷などが起きたとき、血液中に急性期反応物質と呼ばれる特殊なタンパク質が出現するが、CRPはその代表的なもの。

【主な腫瘍マーカー】

がんの種類	検査項目	基準値
消化器系がん	CEA	5.0 ng/ml 以下
肝臓がん	AFP（αフェトプロテイン）	10 ng/ml 以下
肺がん	CEA, SLX	5.0 ng/ml 以下 40 U/ml 以下
膵臓がん	CA19-9	37 U/ml 以下
乳がん	CA15-3 BCA225	27 U/ml 以下 160 U/ml 以下
卵巣がん	CA125	35 U/ml 以下
子宮頸がん	SCC CEA	1.5 ng/ml 以下 5.0 ng/ml 以下
前立腺がん	PSA（前立腺特異抗原）	4.0 ng/ml 未満

（注）腫瘍マーカー…腫瘍細胞がつくり出す特有な物質や、がんがあることでからだが反応して作る関連成分。

4 介護に関する臨床検査

　介護する者は要介護者の健康状態を常に把握すべきことは、当然のことである。そのためには医療機関や介護支援における主治医等との連携や、在宅医療サービスの提供体制整備が求められる。健康状態を判断する一つに、要介護者の臨床検査所見は不可欠である。

　このことから、介護する者は臨床検査に関するある程度の知識、すなわち日常一般的に行われる尿検査、血液検査、生化学検査などの項目（先に記した「主な検査項目の基準値と異常値疾患」）について理解しておくことが望まれる。一方、自宅や介護施設などにおいて介護する者ができる検査はあり、それには次のような検査がある。

自宅や介護施設で介護する者ができる検査

●尿診断薬
　薬局や薬店で市販されている「尿糖・尿タンパク試験紙薬」を用いる。尿糖、尿タンパク同時に測定の場合は、原則として早朝尿（起床直後）を採る。尿糖が検出された場合は、食後1～2時間にもう一度検査する。

●自己血糖測定（SMBG）器
　糖尿病を持つ患者は現在、医師の指導のもとにおいて患者自身あるいは介護する者が、血糖を測定することができる。指の先から針で刺して極微量の血液を用いて測定できる小型の機器が普及している。

●パルスオキシメータ
　現在、呼吸器系疾患の診断や治療の一つにパルスオキシメータが普及している。このメータは、在宅や介護施設などで、医師の指導のもとに使用可能である。これは肺および代謝機能を知るうえで、臨床的に重要とされている血液中の酸素（分圧）を採血しないで、経皮的に測定できる利点を持っている。この測定原理は、皮膚の上においたセンサーで、皮下にある血管内のこれらの分圧を検知することによるものである。近頃では、指を挟む「指先クリップ型」や「指輪型」パルスオキシメータなどが用いられている。

Ⅳ. 薬の基礎知識

1 薬とは

1. 薬の定義

法律では薬のことを**医薬品**と呼んでいるが、**薬事法**という法律の第2条第1項に、医薬品の定義は以下のように規定されている。

> **医薬品の定義**
> ● 日本薬局方に収められているもの
> 　日本薬局方とは、主要な医薬品に関する法的強制力をもった基準書（公定書）のことで、アスピリンをはじめ生物学的製剤（予防用のワクチン、治療用の免疫血清など）、抗生物質製剤、血液製剤（血液を原料とする製剤）、放射性医薬品（ラジオアイソトープを含む製剤）などが日本薬局方に収められている。
> ● 人または動物（人が飼育している家畜類）の疾病の診断、治療または予防に使用されることが目的とされている物であって、機械器具等（機械器具、歯科材料、医療用品および衛生用品）でないもの（医薬部外品を除く）。疾病の診断の目的に使用される医薬品とは、臨床診断薬で胃の検査に使われるバリウムや臨床検査薬（血液検査、尿検査など）などがある。予防に使用される医薬品としては、インフルエンザワクチンや麻疹ワクチンなどである。
> ● 人または動物（人が飼育している家畜類）の構造または機能に影響を及ぼすことが目的とされている物であって、機械器具等でないもの（医薬部外品および化粧品を除く）。
> 例として**避妊薬**・発毛剤など。

> **コラム 22　避妊薬（ピル）**
> 　妊娠は病気ではないが、避妊薬は排卵を抑えて、妊娠を抑制する。つまり、からだの機能に影響を及ぼすことを目的としている。

2. 医薬品の分類

(1) 医薬用医薬品

医薬用医薬品とは、医師や歯科医師によって使用され、またはこれらの者の処方せんや指示によって使用されることを目的とした医薬品のことをいう。

処方せんによる医療用医薬品は、薬局（町の開業薬局、病院や診療所の薬局）で調剤することが義務づけられている。なお、平成19（2007）年4月施行の改正医療法で保険薬局が、病院、診療所、介護老人保健施設などと同様の医療提供施設として位置づけら

れた。また医療用医薬品は、医療関係者以外の一般の人を対象とする広告は禁止されており、**薬価基準**に収載されている医薬品は医療用とみなされる。

医療用医薬品の3分類

① 新医薬品…新医薬品（**先発医薬品**）とは、すでに製造または輸入の承認を与えられている医薬品と有効成分、分量、用法、用量、効能などが異なる医薬品として、厚生労働大臣がその製造の承認の際に指示したものと定義されている。

② 後発医薬品…後発医薬品とは、すでに承認された医薬品と有効成分、分量、用法、用量、効能、効果などが同じである医薬品のことで、コピー医薬品（ゾロ品）ともいわれ、新医薬品でない医薬品と区別するための用語として用いられ、**ジェネリック医薬品**という表現で使われている。この医薬品は、特許切れを待って発売することができる。

③ オーファン・ドラッグ…オーファン・ドラッグとは、患者数の少ない病気のみに効果のある薬のことで、**希少疾病用医薬品**のことをさす。患者数が少ないとはいえ、その用途に関し、特に優れた使用価値を有する医薬品で厚生労働大臣が指定するものとされている。最近、厚生労働大臣が指定したオーファン・ドラッグの一つに、多発性骨髄腫への効能・効果があるサリドマイドがある。

コラム23　サリドマイド

　サリドマイドは、わが国では、昭和33（1958）年に催眠・鎮静薬として発売され、つわり止めに使った妊婦の胎児への深刻な薬害を引き起こし、昭和37（1962）年に製品が回収され、販売中止に追い込まれた薬である。平成2（1990）年後半で、サリドマイドの多発性骨髄腫への有効性が海外で認められた。その後日本において、サリドマイドの多発性骨髄腫患者に対しての臨床試験が行われて認可された。

(2) 一般用医薬品

　医師の処方なしに薬局と薬店で販売できる医薬品をいう。市販の医薬品は、患者が正しい知識に基づいて、自分自身の判断で薬を選択して購入できる薬だが、一応は薬剤師に相談しながら選ぶことが賢明である。

　一般に市販の薬は、安全性を重視し、副作用の可能性が低くなるようにつくられている。その分効き目が穏やかで、効果は処方薬と比べると強くないという特徴がある。また、最近は、医療用医薬品の中から、比較的安全に使用できると判断された薬が、市販の一般用医薬品へと転用されている。これを**スイッチOTC薬**という。

　OTCとは、Over The Counterの頭文字で、これは店のカウンターごしに販売されるという意味である。つまり、一般用医薬品のことをOTC医薬品と呼び、処方せんによる医療用医薬品から市販薬に転用（スイッチ）した薬なので、スイッチOTC薬という名が

ついたわけである。スイッチOTC薬は年々増加する傾向にあるが、一般的な市販の薬と比較すると、副作用などの面で、より慎重な対応が必要となる。市販の薬にも、副作用や飲み合わせなど、問題の起こる可能性があるので、使用するにあたっては、どんな薬でどんな作用が起こることがあるのかを理解しておく必要がある。

> **スイッチOTC薬として承認された薬**
>
> 胃の薬、睡眠改善薬、下痢止め、解熱鎮痛・抗炎症薬、肩・筋肉痛用の外用薬（軟膏、クリーム、湿布など）、水虫治療薬、ステロイド外用薬、禁煙補助薬など。

3. 薬局と薬店

【薬 局】…薬局とは、医師の処方せんにより調剤を行うところ。調剤室と調剤に必要な設備を備え、さらに調剤室の管理と調剤を行うための専任の薬剤師を配置するように義務づけられている。

【薬 店】…薬店とは、一般医薬品を販売する店のことで、処方せんがなくても薬を買うことができる。処方せんによる調剤はできない。ただし薬剤師または登録販売者をおかなければならない。ドラッグストアという名称を使っているところもある。これには薬局として認可を受けているところと、薬店として営業を行っているところがある。

4. 新しい一般用医薬品販売制度

> **平成21（2009）年からスタートした新しい一般医薬品の新販売制度のポイント**
>
> ① 医薬品販売に関わる業務を整理統合し、国民が容易に判断できるようにした。
> ② 医薬品をそのもっているリスクの程度によって3分類し、それぞれに販売者、情報提供、陳列方法を明確に規定した。
> ③ 販売者に薬剤師とは別の新たな専門家の**登録販売者**が創設された。
> ④ 一般用医薬品の定義を明確にし、あわせて薬剤師にしか販売できない医薬品を定めた（表22）。

　登録販売者は、「医薬品の販売にあたり必要な知識などを有する者」として、新たな販売制度下では薬剤師とは異なり「資格」ではないものの、「医薬品の販売を担当する資質の確認が試験によって確認された者」とされている。そのため登録販売者になるには、都道府県の実施する試験によって、一般用医薬品の販売・授与に従事する資質を有することを確認することが必須とされた。

表22 一般用医薬品の区分

医薬品の リスクの分類	内容	リスクに応じた 情報提供	相談に応じた 情報提供	対応する 専門家	主な 該当医薬品
第1類医薬品 特にリスクの高い医薬品	その副作用等により、日常生活に支障をきたす程度の健康被害が生ずる恐れがある医薬品のうち、その使用に関し特に注意が必要なものとして、厚生労働大臣が指定するもの。一般医薬品として市販実績が短いもの。	義務 （文書使用） 書面を用いて適正使用のため必要な情報の提供を行わなければならない。	義務	薬剤師	消化性潰瘍治療薬、喘息薬、解熱・鎮痛薬及びかぜ薬の一部、発毛剤、殺虫薬（劇薬）など。
第2類医薬品 比較的リスクの高い医薬品	その副作用等により、日常生活に支障をきたす程度の健康被害が生ずる恐れがある医薬品（第1類医薬品を除く）であって、厚生労働大臣が指定するもの。なお第2類医薬品のうち、特に注意を要する医薬品を含む医薬品として指定するものを「指定第2類医薬品」として、通常の第2類医薬品と区別している。	努力義務 適正使用のため必要な情報の提供に努めなければならない。	相談に応じ適正使用のため必要な情報を提供しなければならない。	薬剤師または登録販売者	主なかぜ薬、アスピリンなどの解熱・鎮痛薬、漢方製剤、殺虫薬（劇薬を除く）、一般検査薬（尿糖・尿タンパク検査薬、妊娠検査薬）など
第3類医薬品 比較的リスクの低い医薬品	第1類医薬品・第2類医薬品以外の一般用医薬品（日常生活に支障をきたすほどではないが、身体の変調・不調が起こる恐れがあるもの）。	不要 法律上の規定は特にない		薬剤師または登録販売者	ビタミン剤、消化薬、整腸薬、ミネラル含有医療品、洗眼薬など。

（出典）産経メディカル編集、2008、「改正薬事法で変わるOTC医薬品」、セルフメディケーションガイド2009、産経新聞メディックス。改変、仕様一部変更。

2 医薬品と法令

1. 薬事法

　この法律は、医薬品、**医薬部外品**、**化粧品**および**医療機器**の品質、有効性および安全性の確保のために必要な規制を行うとともに、**指定薬物**の規制に関する措置を講ずるほか、医療上、特にその必要性が高い医薬品および医療機器の**研究開発促進**のために必要な措置を講ずることにより保健衛生の向上を図ることを目的とする。

> **コラム 24　指定薬物**
>
> 　指定薬物とは、麻薬や覚せい剤以外の薬物で、乱用される可能性のある物を薬事法によって規制するもの。

> **コラム 25　医薬品および医療機器の研究開発促進**
>
> 　患者数の少ない特殊な病気の場合、患者数は少ないといえども治療目的の手段として研究開発を促進することにしたもの。薬事法では、それらの医薬品や医療機器を「希少疾病用医薬品」または「希少疾病用医療機器」として指定している。

(1) 医薬品

薬事法の「薬の定義」（本書 121 頁）を参照。

(2) 医薬部外品

　医薬部外品は、医薬品ほどではないが医薬品に準じる効能・効果を持っているもので、からだに対する作用が緩和なものであって機械器具でないもの、およびこれに準じるもので厚生労働大臣の指定するものをいう。

医薬部外品の目的
- 吐き気そのほかの不快感、または口臭もしくは体臭の防止
- あせも・ただれなどの防止
- 脱毛の防止、育毛または除毛
- 人または動物の保健のために、ねずみ、はえ、蚊、のみ、その他、これらに類する生物の防除

　このほかにコンタクトレンズ用消毒剤、染毛剤、パーマネント・ウエーブ用剤、浴用

剤などが指定されている。さらに平成11（1999）年3月の医薬品販売の規制緩和により、ドリンク剤、胃腸剤、消毒薬など15製品群の医薬品が医薬部外品へと移行した。これらは**新指定医薬部外品**と総称され、ドリンク剤を中心にスーパー、コンビニなどで販売されるようになった。

　また平成16（2004）年7月30日から、新たに15製品群が医薬部外品に移行された。次に、医薬部外品を改正する法律が平成21（2009）年6月より施行された。その改正された医薬部外品の内容は、基本的に従来に準じており29製品群に区分された。医薬部外品については、製品の容器・被包に「医薬部外品」と表示することが義務づけられている。

(3) 化粧品

　化粧品とは、人の身体を清潔にし、美化し魅力を増し、容貌を変え、または皮膚や毛髪を健やかに保つために、身体に塗擦・散布そのほかの類似する方法で使用されることを目的とするもので、人体に対する作用が緩和なものをいう。例えば、クリーム類、化粧水、ヘアトニック、シャンプー、石けん、口紅などがある。

(4) 毒薬・劇薬

　薬事法の定義によれば、人または動物の身体に摂取・吸収され、または外用された場合に、極量が致死量（129頁を参照）に近いため、蓄積作用が強く、また薬理作用が激しいため、人または動物の機能に危害を与え、あるいはまた危害を与えるおそれのある医薬品であって厚生労働大臣が指定したものが毒薬・劇薬であり、毒性が強いものとして厚生労働大臣が指定したものが**毒薬**、劇性の強いものとして厚生労働大臣が指定したものが**劇薬**である。

　薬局などでは、毒薬の場合、容器のラベルは黒色の紙を用い、白い枠の中に薬品名と「毒」の字を白字で抜きだして記載し、さらに他の薬品と区別して鍵のかかる場所に保管しなければならない。一方、劇薬の場合、容器のラベルは白地で、赤い枠の中に薬品名と「劇」の字を赤字で記載し、他の薬品とははっきり区別して保管する規定になっている。

(5) 生物由来製品

> **薬事法第2条の生物由来製品の定義**
>
> 　この法律とは、人その他の生物（植物を除く）に由来するものを、原料又は材料として製造（小分けを含む）をされる医薬品、医薬部外品、化粧品又は医療機器のうち、保健衛生上特別の注意を要するものとして、厚生労働大臣が薬事・食品衛生審議会の意見を聴いて指定するものをいう。

　生物由来のうち、特に注意を要するもの（例えば血液製剤）については、**特定生物由来製品**として厳しい規制を行っている。この理由には、以前、非加熱血液製剤の使用によって、

血友病患者がエイズウイルスに感染し、薬害エイズ事件として問題になったことがある。

さらに出産時の出血を防ぐ目的で使用されたフィブリノーゲン製剤によるC型肝炎ウイルスの感染など、血液製剤による保健衛生上の危害が発生したことがある。このような危害発生や拡大を防止するための措置を講ずるために、厳しい規制が行われている。

2. 日本薬局方

日本薬局方（薬局方または日局とも略す）は、薬事法によって「医療上、重要と認められている医薬品の性状および品質などを定めた国定の医薬品規格基準集」である。

世界の主要国では、それぞれの国の薬局方を規定している。日本薬局方は医薬品の公定書として、明治19（1886）年7月に初めて制定された。

薬局方は法律の付属文書であって、法律そのものではないので、薬局法と書くのは誤りだが、薬事法によって法的強制力を持っている。薬局方に収載された医薬品は、その品質や性状が薬局方の基準に適合したものでなければ、販売または授与できない。なお、平成23（2011）年4月1日より、第十六改正日本薬局方が施行されている。

3. 麻薬及び向精神薬取締法

麻薬が医療・学術研究以外に用いられて生じる保健衛生上の危害を防止するため、輸出入、製造、製剤、譲授、譲渡、施用、保管などを適正にすることを目的につくられた法律である。病院などで麻薬を施用しようとする場合、その病院の医師・歯科医師は麻薬施用者の免許を受けなければならない。また、麻薬施用者が2人以上いる病院・診療所では、医師・薬剤師の中から麻薬管理者を選び免許を受けなければならない。

向精神薬は、中枢神経に作用して精神機能に及ぼす薬物で、催眠・鎮痛薬・抗精神薬・抗不安薬などがある。向精神薬は、その危険性および医療上の有効性程度により、第一種・第二種・第三種に分類される。麻薬および向精神薬は、施錠された保管庫で保管しなければならない。

医療用麻薬の例

- アヘンアルカロイド系麻薬…アヘン、アヘンチンキ、モルヒネ、コデインリン酸塩、ジヒドロコデインリン酸塩、アヘンアルカロイドと他薬との合剤など
- コカアルカロイド系麻薬…コカイン塩酸塩、合成麻薬（ペチジン塩酸塩注、フェンタニルクエン酸塩注、タラモナール注、ペチロルファン注など）

4. 覚せい剤取締法

メタンフェタミン塩酸塩（ヒロポン）などの覚醒アミンの乱用防止のために覚せい剤取締法が制定されている。この覚せい剤は、もともと中枢神経を興奮させて、精神集中力を

高める目的で使われ始めた薬である。覚せい剤使用許可は、個人ではなく病院単位で与えられ、「覚せい剤施用機関」という特別の指定を受けた医療機関以外では使用することが禁じられている。

5. 大麻取締法

　大麻草（cannabis sativa L. クワ科）およびその製剤を大麻といい、大麻取締法が制定されている。マリファナ（marihuana）などの医薬品としての施用は禁止されている。

6. 乱用薬物の規制

　油性塗料などの希釈剤に使用されるシンナーをはじめ、最近では脱法ドラッグや脱法ハーブなどと呼ばれる薬が乱用されるようになり、これらの薬物は薬事法によって**指定薬物**に指定されている。

7. その他の医薬品の規制

(1) 指定医薬品

　医薬品の中で特に薬理作用が強く有害作用があり、品質の経時変化が著しい医薬品について、厚生労働大臣が指定した医薬品をいう。薬剤師以外は取り扱えないもので、主に毒薬、劇薬、抗生物質製剤、生物学的製剤、放射性医薬品などがあげられる。

(2) 処方せん医薬品（処医薬品）

> **医師・歯科医師の処方せんに基づき使用すべきもの**
>
> ① 医師の診断に基づき、治療方針が検討され、耐性菌を生じやすいまたは使用方法が難しい等のため、患者の病状や体質に応じて適切に選択されなければ、安全かつ有効に使用できないもの。
> 　　（例）抗生物質製剤、ホルモン製剤、注射薬全般、麻薬製剤
> ② 重篤な副作用等の恐れがあるため、その発現の防止のために、定期的な医学的検査を行う等により、患者の状態を把握する必要があるもの。
> 　　（例）血糖降下薬、抗悪性腫瘍剤、血液製剤
> ③ 併せ持つ興奮作用、依存性等のため、本来の目的以外の目的に使用される恐れのあるもの。
> 　　（例）抗精神病薬

(3) 習慣性医薬品（習医薬品）

習慣性があるとして厚生労働大臣が指定した医薬品。主に催眠・鎮静薬などがあげられる。これらの医薬品の容器などには、「注意―習慣性あり」と記載しなければならない。すなわち習慣性医薬品とは、効果を求めて使用を継続しようとしたくなるもの、または効果に対して精神的依存が生じるものをいう。

3 薬理作用

1. 薬の用量

薬が生体に及ぼす作用を**薬理作用**というが、薬理作用を表すのに必要な最小の薬用量を最小有効量という。ある量を超えると生体に都合の悪い作用が現れてくる。この場合を中毒といい、中毒を起こす量を中毒量という。中毒が起こっても、それ以上量を増やすと死亡することがある。この場合が致死量といわれる。

中毒症状を現さない最大量を最大有効量といい、最小有効量と最大有効量との間の薬の量が通常治療に用いられる。これを**薬用量**といい、日本薬局方では通常成人に用いる薬用量を常用量と呼んでいる。薬用量は、薬の効果を期待して用いるときの量である（図34）。

日本薬局方に収められている毒薬・劇薬については極量も記載されており、日本薬局方で定めた最大投与量をいう。一般に、毒薬・劇薬について、成人に対する1日または1回の分量で、その量を超えては用いない量を極量（安心して使える最大量）と定めている。なお、新生児、乳幼児、小児、老人などでは、用量に関して特別な配慮が必要である。

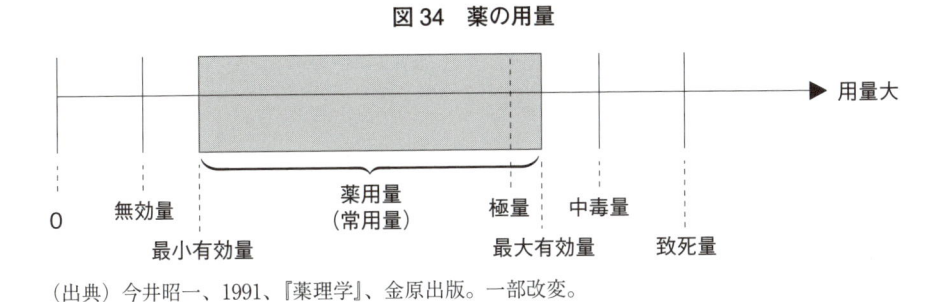

図34　薬の用量

（出典）今井昭一、1991、『薬理学』、金原出版。一部改変。

2. 性別

薬物に対する感受性は、女性の方が男性より高いといわれている。妊娠時には、胎児に及ぼす影響に注意する必要がある。特に妊娠1〜2カ月の初期には、胎児の目鼻ができは

じめるが、胎児の自己防御力が不完全で薬、予防注射、喫煙などの影響をうけやすい。

また、授乳期には母乳に排泄される薬物も少なくないので、母親が薬を服用する場合には注意して薬を使用する必要がある。薬物の用量、用法などによる違いはあるが、薬の服用直前に授乳したほうが安全の場合もある。

3. 体質

薬物の使用により、皮膚病（じんましん、発赤、湿疹など）、鼻炎、喘息などの症状が現れた場合を一般に**薬物アレルギー**といい、ショックを主徴とする場合は**アナフィラキシー**（嘔吐、じんましん、下痢、呼吸困難さらに低血圧状態になって意識を失うこともある）と呼んでいる。一般に原因不明の異常反応を**特異体質反応**ということも多いが、女性の生理、ストレスなどがこれを助長するという。

薬物アレルギーを起こしやすい薬として、サルファ剤、抗生物質製剤、解熱・鎮痛・抗炎症薬などがある。これら抗生物質製剤や解熱・鎮痛・抗炎症薬の副作用の中でも重いのは、**スティーブンス・ジョンソン症候群**（SJS）である。全身にやけどのような発疹や水ぶくれができ、失明や死亡の恐れもある。

このなかでも、各種抗生物質製剤や非ステロイド系解熱・鎮痛薬（ジクロフェナクナトリウム、アスピリン、イブプロフェン、メフェナム酸、インドメタシンなど）など、医師の処方薬によって、かなりの副作用が生じる確率が高いといわれている。

例えば、かぜ（感冒）は一般にウイルス感染でおき、抗生物質製剤は効果がないのに、この場合、日本においては抗生物質製剤の処方例が多いとされている。市販の一般用医薬品でも解熱・鎮痛薬の使用には十分なる注意が必要である。その例として、アスピリンの副作用に胃腸障害、喘息などがあり、特に小児のウイルス性疾患に使うと、脳障害などの**ライ症候群**を引き起こす恐れがある。このことから、小児用の解熱・鎮痛薬には今日、比較的副作用の少ないとされるアセトアミノフェンが使われる例が多い。

4. 薬物の連用

慢性的な症状や疾病などの場合、長期にわたって薬物を服用する必要があるが、ときには臨床検査を含めて、副作用の監視を要する。睡眠薬など中枢神経作用薬の連用では依存性を生じ、薬の中断で薬効とは逆の性質の禁断症状を生じる場合がある。

また副腎皮質ホルモン製剤の連用では、身体の抵抗が弱くなったり、副腎機能が抑制されて危険を招くことがある。さらに抗生物質製剤では菌交代（菌交替）症を起こすことがある。薬物の連用によって、薬が予想以上に体内にたまるときは蓄積といい、中毒反応を起こすこともある。

5. 薬物依存

ある種の薬物は反復（何度も繰り返す）服用すると、投薬の中止が困難になる。これを**薬物依存**という。

薬の依存とは、生体と薬物との相互作用の結果生じた精神的もしくは精神的身体的状態を指し、薬物の精神作用を反復体験するため、薬物を絶えず衝動的に求める行為、あるいは反応によって特徴づけられるもので、**精神的依存**と**身体的依存**とに分けられる。

精神的依存では、薬物の服用を中止すると精神的に不安定となり、薬物の欲求が起こるだけであるが、身体的依存では身体的にも変化が生じるため、やめがたい強い欲求が起こり、無理にやめると激烈な病的反応（**禁断症状**）が起こる。

身体的依存を起こす薬物には、麻薬（コカイン、モルヒネなど）、バルビタール系の睡眠薬や鎮静薬などがあげられるが、その他、アルコール、シンナーなどでも禁断症状を起こすことがある。

6. プラセボ効果　placebo effect

薬の効果は、薬に対する先入観や心理効果によっても左右される。これを**プラセボ効果**という。したがって新薬の薬効判定には、本来薬理作用のない乳糖、でんぷんなどを用い、被検薬剤と外観、味、臭いなどを似せてつくった**プラセボ（偽薬）**を用いるなどして客観的に評価を行うことが必要となる。その場合、医師にも本物の薬かプラセボかの区別がつかぬようにして対応する。

また、このプラセボは、催眠薬、抗精神病薬、鎮痛薬などを長期連用して精神的依存性の生じた患者を、この薬の使用から解放するための手段としてもよく使われるが、その際には本物の錠剤と色や形など外観のまったく同じ錠剤を特別につくって用いるのが普通である。すなわち、プラセボは、ある医薬品の真の効果を試験するためや、患者の精神的・身体的負担を軽くするために用いる。

コラム 26　プラセボ効果

例えば、催眠薬を就寝前に2錠服用している患者に、途中で1錠を本物、他の1錠をプラセボとして用いる場合、あるいは2錠すべてプラセボを用いる場合、その効果が認められると患者の精神的・身体的負担が軽減されることになる。

4 同じ薬物による治療効果の違い

例えば、経口的に服用した薬物が、胃や腸で崩れて薬物の成分を放出して吸収される。薬物の成分が吸収されると血中に入り、組織に運ばれて体内に分布し、タンパクや脂肪と結合したりして薬物の作用効果を現わす。

次に、作用目的を終えた薬物は、肝臓で化学的な代謝をうけ、腎臓などから体外に排泄される。肝臓での代謝産物はほとんどの場合、もとの薬物より薬理活性が低いか、または失っている。同じ薬物による治療効果は、人によってかなりの違いが生じるといわれている。人間のからだをブラック・ボックスに例えてみると、摂取された薬物が人間のからだの中に入ってから、吸収、分布、代謝、排泄の機構に個体差が現れ、薬物反応のしかた（効果や副作用の発現）が個人個人で異なると考えられる（図35）。

最近、薬物療法において**血中薬物濃度モニタリング**（Therapeutic Drug-level Monitoring（**TDM**）の利用が普及している。TDMによって、血中薬物と代謝産物の測定およびその解析を行い、このデータから薬物の体内動態を解明し、患者個人の投与計画を設定することができる。

図35　薬物治療上、個人差を出現させる可能性のある因子

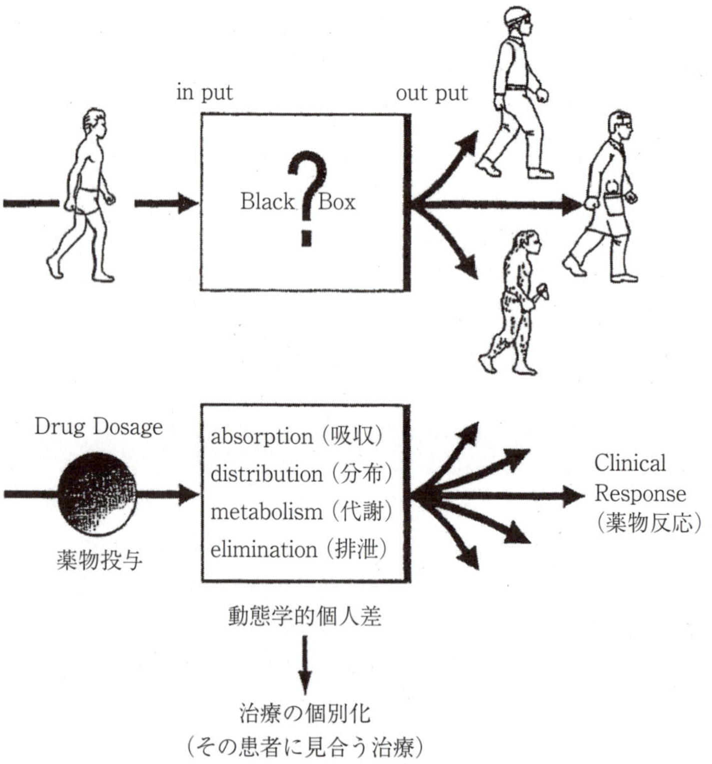

（出典）石崎高志、1990、『新しい臨床薬理の知識』、医学書院。

> **臨床でよく血中濃度が測定されている薬**
>
> ● 抗てんかん薬（フェニトイン、フェノバルビタールなど）
> ● 気管支拡張薬（テオフィリンなど）
> ● 強心薬（ジゴキシン、メチルジゴキシンなど）
> ● 抗菌薬（ストレプトマイシン硫酸塩、カナマイシン硫酸塩、アミカシン硫酸塩、ゲンタマイシン硫酸塩など）
> ● 抗リウマチ薬（メトトレキサートなど）
> ● 抗不整脈薬（リドカイン塩酸塩、硫酸キニジン、プロカインアミド塩酸塩など）
> ● 抗精神病薬（ハロペリドールなど）
> ● 抗うつ薬（イミプラミン塩酸塩、アミトリプチリン塩酸塩など）
> ● 解熱・鎮痛薬（アセトアミノフェンなど）
> ● 免疫抑制薬（シクロスポリンなど）

5 薬の副作用

　薬の人に対する作用の中には、その薬を用いる本来の目的にそった作用以外に他の作用があるのが普通である。この場合にそのときの使用目的にそった作用を**主作用**といい、それ以外の作用はすべて**副作用**ということになる。しかし、一般的に副作用というときには、その薬の普通に使う量を正しく用いても現れ、不要で好ましくない作用のことをいう。

　クスリの逆読みは「リスク」であるように、薬には副作用がつきものである。薬の直接的な副作用には、その薬が本来もっている有害作用によって起こる**毒性作用**と、その薬に過敏性を獲得している人にだけ起こる**過敏性副作用**とがある。

　例えば、抗生物質製剤のストレプトマイシンを用いて、難聴やめまいが現れるのは毒性作用であり、一方、同じ抗生物質製剤のペニシリンを用いて発疹が出たり、アナフィラキシー・ショックを起こすのは過敏性副作用である。直接的な副作用のほかに、肝臓や腎臓に障害のある患者、または子どもや高齢者など、体内動態の異常によって、常用量でも過量の状態になって副作用が起こる場合がある。また抗生物質製剤の連用による耐性菌発現、さらに多剤併用や薬と食べものとの相互作用で副作用を生じることもある。

　副作用を防ぐ一手段として、薬にはその薬を服用してはいけない患者がいて、そのような患者には絶対投与しないという考え方をもって医師が治療にあたることが挙げられている。いわゆる**禁忌**（きんき）（～してはいけない）で、医薬品添付書の一番初めのほうをみると、そこには「次の患者には投与しないこと」と書いてある。その例を以下に示す。

> **禁忌の例**
>
> 【禁忌】（次の患者には投与しないこと）
>
> ● 肝障害のある患者…肝障害を悪化させることがある。
>
> ● 腎結石を伴う患者、高度の腎機能障害のある患者…尿中尿酸排泄量の増大により、これらの症状を悪化させるおそれがある。また、効果が期待できないことがある。
>
> ● 妊婦または妊娠している可能性のある婦人…妊婦、産婦、授乳婦など。
>
> ● 本剤の成分に対し過敏症の既往歴のある患者。

（出典）尿酸排泄促進薬ユリノーム（鳥居薬品）の添付書の一部

6 薬の用い方

1. 局所適用

　身体の特定の場所（患部）に直接薬を用いる方法で、例えば、扁桃腺が腫れたときに用いるルゴール液、咽頭炎に用いる抗生物質製剤のトローチ、痔病のときに用いる坐薬などがあげられる。一般に薬を局所適用する部位としては、口腔、咽頭、食道、気道、尿道、肛門、膣、眼、鼻などの粘膜、皮膚、傷口などである。

2. 全身適用

　薬が吸収されて血液と一緒に全身にいきわたり、その結果として患部に現れるように用いる方法である（図36）。

(1) 経口適用（経口投与）

　内用、内服などともいい、内服させる方法は、最も自然な投与法で、広く用いられている方法である。一般に1日3回、食後30分服用という方法が用いられるが、薬物によって、食前・食直後・食間・就寝前・時間毎など、服用方法が異なる場合がある。

(2) 注射

　注射針を用いて薬液を体内に注入する方法である。注入する部位によって皮下注射・筋肉内注射・静脈内注射・動脈内注射・くも膜下腔注射などに区別される。注射は経口投

図36　全身適用における薬物の吸収経路

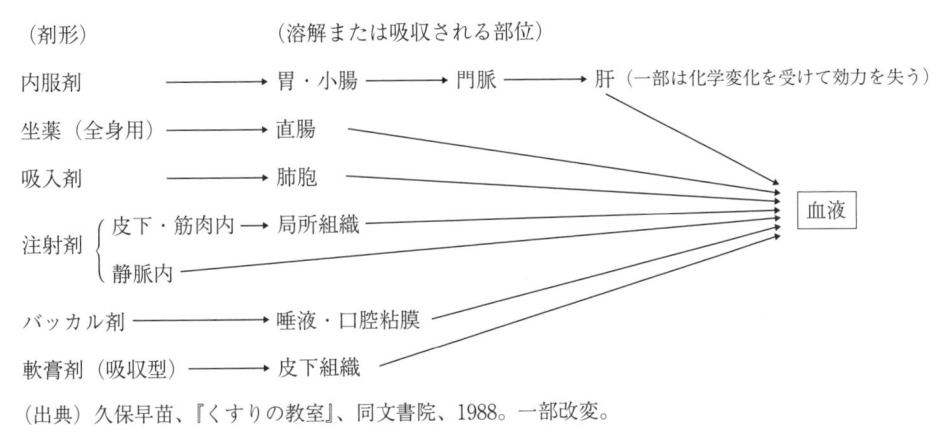

```
（剤形）              （溶解または吸収される部位）
内服剤       ──→  胃・小腸  ──→  門脈  ──→  肝（一部は化学変化を受けて効力を失う）
坐薬（全身用） ──→  直腸                                    ↘
吸入剤       ──→  肺胞                                      → 血液
注射剤 ┌ 皮下・筋肉内 ──→ 局所組織                          ↗
       └ 静脈内                                              
バッカル剤    ──→  唾液・口腔粘膜
軟膏剤（吸収型）──→  皮下組織
```

（出典）久保早苗、『くすりの教室』、同文書院、1988。一部改変。

与と異なり、薬物は肝臓を通らず直接循環器系に入るので作用発現が早く、緊急を要する場合に適当である。しかし副作用の発現が強い場合があるので、使用時の注意が必要となる。

(3) 直腸内適用

液状の薬物を浣腸器を用いて肛門から直腸内に注入したり、**坐薬**として挿入する方法である。胃を刺激しやすい薬物、嘔吐の激しいとき、意識障害のとき、けいれんを繰り返すとき、高熱のときなどに用いられる。

(4) 気道内適用（吸入）

気体または揮発性の薬物を吸気とともに吸い込んで、肺胞（吸気中の酸素と血液中の二酸化炭素のガス交換を行うところ）を通して血行内に薬物を移行させる方法である。笑気ガス（亜酸化チッ素 N_2O：このガスを使用した後、顔の筋がゆるむことによって笑っているようにみえる）などの全身麻酔薬、喘息発作時に使用する噴霧吸入薬などがある。

(5) 皮膚適用

体内へ吸収させることを目的にして、薬物を皮膚に塗るか、貼りぐすり（貼付薬）として用いる方法である。筋肉痛などに塗る軟膏剤をはじめ、最近では狭心症の治療としてニトログリセリンを含む貼りぐすりの利用が普及している。

(6) 口腔内適用

頬腔、上唇内、舌下などの口の中の粘膜を通して薬物を吸収させる方法である。これに用いる小型のバッカル（頬腔）錠とか舌下錠と呼んでいる。性ホルモン製剤、消化酵素薬などのバッカル錠、狭心症治療薬のニトログリセリンの舌下錠などがある。

7 処方と調剤

1. 処方せん

　患者に薬を調剤し投与する場合は、その疾患または症状の予防治療に必要な薬物を医師・歯科医師が選び、**処方せん**にその薬物の分量・用法・用量などを明記し、薬剤師が調剤するのが原則となっている。

　処方せんには、患者の氏名・年齢・薬名・分量・用法・用量（投与日数）、処方せんの発行年月日、処方せんの使用期間（有効期間）、医師の記名捺印または署名、さらに病院・診療所の所在地・名称・印を必ず記載しなければならない。さらに、平成 22（2010）年 4 月 1 日より、「都道府県」「医療機関コード」「点数表番号」の記載が追加された。

　なお、院外処方の場合には、さらに患者の被保険者証の記号と保険者の名称あるいは番号を記入する必要がある。処方された**医薬品**について、処方医が後発医薬品への変更可、不可、一部不可などについて、記載された処方せんの内容が調剤する保険薬局との間でわかるように約束されている。後発医薬品の全部または一部処方の場合、患者の選択に基づき、保険薬剤師が調剤することが可能である。

2. 薬名

　処方せんには、一般名を使うことが望ましいが、商品名を使って記載が行われる場合もある。間違いやすい名前や、長い名前の場合には、略語や慣用名が用いられることがある。

3. 処方せんに記載する量

　処方せんに記載する量は、1 日量、頓用は 1 回量、外用薬は投与全量を示す。

4. 処方せんに記載する投与単位

> **製剤の形によって異なる投与単位**
> ・錠剤…錠、Tab, T　　・カプセル剤…カプセル、Cap, P, C
> ・顆粒剤、散剤…g, mg　・液剤…mℓ

> **コラム 27　医薬品の名前**
>
> 医薬品には、次のようないくつかの名称がある。
> ● 学術名…研究者によって命名される。
> ● 化学名…化学記号をそのまま読む。
> ● 一般名…薬の成分を簡単に表した一般的名称。
> ● 商品名…市販されるときの商品名。
> ● 分類名…薬の働きで分類する名前。
>
> 【例示】：非ステロイド性抗炎症薬（分類名）の場合
>
> | 一般名 | アスピリン(アセチルサリチル酸) | メフェナム酸 |
> |---|---|---|
> | 代表的な商品名 | アスピリン | ポンタール |

5. 処方せんに記載する投与時間

- 食前…食事の 30 分～1 時間前に服用
- 食後…食後 30 分以内
- 食間…食事の 2 時間後の空腹時
- 就寝前…寝る 30 分～1 時間前

6. 処方せんの内服薬用法の記載

【内服薬用法】

処方せん記載	薬剤の例
1日3回毎食後	通常よく用いられる
1日3回食間	制酸薬、腸溶薬、鎮咳薬、去痰薬
1日3回食前	整腸薬、鎮吐薬、漢方薬、糖尿病治療薬、駆虫薬
1日1回	朝に服用するタイプ…降圧薬、強心薬、副腎皮質ホルモン製剤など 夜に服用するタイプ…抗ヒスタミン薬、鎮静薬、ぜんそく薬、筋弛緩薬、狭心症の薬など
1日2回	朝食後（前）と夕食後（前） 糖尿病治療薬、抗精神病薬、抗ヒスタミン薬、ビタミン製剤など
1日4回6時間毎	抗生物質、サルファ剤など
1日おき、週2回	薬物の副作用が大きい、効き過ぎる、成分が蓄積されるなどの薬。副腎皮質ホルモン製剤、利尿薬、タンパク同化ホルモン製剤、抗リウマチ薬など
頓服	疼痛、のりもの酔い、便秘、各種の発作を防ぐ目的で症状が起こったときに1回だけ服用。効かなければ、もう1回服用するが、時間的には **3～4 時間以上の間隔** で服用したほうがよい。

（出典）日本薬剤師会編、2008、『薬局・薬剤師のための調剤事故防止マニュアル』、日本薬剤師会。改変。

8 薬の飲み方

1. 服用の指示には必ず従う

　医療用医薬品の処方薬は、医師と薬剤師、市販の一般用医薬品は、薬剤師もしくは登録販売者による服用の注意が説明される。この指示に従って正しく服用することが基本である。この時の服用説明書をよく理解し、薬と一緒に保管すべきである。

2. 用法・用量を正しく守る

　処方された薬を服用する場合には、副作用を避けるために、決められた分量、用法、用量などを守ることが肝要である。薬の使用回数は、使用量とともにあらかじめ決められている。例えば1日3回薬を服用する場合、途中で薬を1回分飲み忘れると血液中の薬物の濃度が低下してしまい、薬の効果が得られなくなることがある。

　逆に飲み忘れた分を次の飲む時間にまとめて一緒に飲むと、薬物の血中濃度が高くなり副作用を起こす状態になる。なお、一度に複数の薬を飲む場合、飲む時間帯ごとに飲む薬を一つの包装にまとめて一包化することができる。

3. 薬の服用時間を守る

　薬の飲み方の指示は、薬の成分や吸収速度、服用の目的、あるいは胃腸への影響などを考え合わせて決められたものである。一般に、薬は空腹時のほうが吸収がよく、効果も上がるが、胃に負担がかかるため、食後に飲むように指示されている薬がほとんどである。この食後服用以外に、食前、食間などの薬の飲み方が指示されている。

4. 薬剤は形状のままで服用

　錠剤、カプセル剤は薬剤の形を無視して服用してはいけない。それぞれの薬剤が効果的に働き、副作用をできるだけ防ぐように最も適した形態につくられているので、それを無視した飲み方は禁物である。例えば、錠剤をかみ砕いたり、カプセル剤をはずして中の薬を飲むようなことは避けるべきである。

5. コップ一杯の水か白湯(さゆ)で服用

　特別な指示のない普通の錠剤などの内服剤を服用する場合には、食道の粘膜に炎症が起こるのを防ぐため、胃まで速やかに薬が到達できるよう十分な量の水あるいは、ぬるま湯を一緒に服用することが望ましい。水なしで薬を飲むと薬がのどや食道にひっかかり、そこで溶け出すおそれがあって危険である。最悪の場合、溶けた薬のために食道に炎症が起

きたり、潰瘍を招いたりすることもある。

　カプセル剤は、特に周りのゼラチンが粘膜にくっつきやすいので、注意しなければならない。薬を飲んだあと30分は起きた姿勢を保つ。服用後、すぐ横になると薬が食道へ逆流する場合があるので注意を要する。寝たきりの患者の場合、できれば上体を30度から90度ぐらいに起こして薬を飲ませるとよい。

6. 服用して異常が生じた場合は相談を

　薬の服用後に何か異常を感じたら、医師か薬剤師に速やかに相談することが大切である。

子ども、高齢者、妊婦の薬の服用注意

❶ 子どもの薬の服用注意

　子どもは成長過程にあるため、臓器などは未熟である。そのため、成人の薬の使用量をそのまま与えては危険である。例えば、体重60 kg以上ある学童に、体重は成人なみなので、市販の一般用医薬品を成人と同じ量を与えてもよいと考えるのは間違いである。学童は、肝臓、腎臓などの臓器の働きは未熟であるので、成人と同じ量の薬を服用した時、学童への負担が重くなる。特に市販の一般用医薬品を用いる場合は、子ども専用の薬を選んで正しく服用させることが大切である。

❷ 高齢者の薬の服用注意

　高齢者では肝臓あるいは腎臓の機能が低下している人が多く、薬剤の吸収、代謝、解毒、排泄が若い人と異なる。そのためには、薬剤による副作用などが生じないように、その使用量には十分な注意が必要である。したがって、高齢者が市販の一般用医薬品を必要とするときは、薬剤師あるいは登録販売者によく相談をして薬剤の服用量、回数などに注意すべきである。一方で、医師の処方した薬を服用しながら、他方で、いつも飲んでいる薬だからと安易な気持ちで市販の一般用医薬品を用いると、薬の相互作用で危険な状態になることがあるので慎重な注意を要する。この場合も、薬剤師や登録販売者にその服用している状況を正直に伝えるべきである。

❸ 妊婦の薬の服用注意

　妊婦や妊娠の可能性がある女性は、胎児への影響に配慮する必要がある。妊娠の可能性のあるとき、生理の初日から10日以降は慎重に薬を選ばなければいけない。妊娠の可能性や妊娠した場合に薬を処方される時、医師、薬剤師にその旨を正直に伝え、市販の一般用医薬品を購入する場合にも薬剤師や登録販売者に伝えることが必要である。

（出典）日本薬剤師会編、2008、『薬局・薬剤師のための事故防止マニュアル』、日本薬剤師会。一部改変。
　　　　望月真弓、2009、「上手につきあおう！高齢者の薬」（きょうの健康、NHK）。一部改変。

9 薬と飲食物・薬と薬との飲み合わせ

1. 医療用医薬品と飲食物との相互作用

医療用医薬品と飲食物との相互作用を起こす例を表23に示した。

表23 医療用医薬品と飲食物との相互作用

薬の効果が強くなる例（医薬品は一般名）

降圧薬（カルシウム拮抗薬） ＋ グレープフルーツジュース	→	血圧が下がり過ぎ心拍数が増大。
催眠・鎮静薬（ベンゾジアゼピン添加物系） ＋ グレープフルーツジュース	→	ふらつきや記憶障害の副作用を生じる。
解熱・鎮痛・抗炎症薬、かぜ薬、催眠・鎮静薬 抗精神病薬 ＋ アルコール飲料	→	効果が強まり危険なことがある。
強心薬（カフェイン） ＋ コーヒー	→	カフェインの二重作用により、強くなりイライラしたりする。
血糖降下薬（クロルプロパミド） ＋ ゴーヤ料理、カレー（香辛料）	→	低血糖症状。
血糖降下薬（クロルプロパミド） ＋ アルコール飲料	→	酔いのまわりが早い。
抗生物質（エリスロマイシン） ＋ 牛乳	→	薬が効き過ぎることがある。
抗結核薬（イソニアジドなど） ＋ レバー、チーズ、ワイン	→	動悸、頭痛など。高血圧症状がみられることがある。
抗結核薬（イソニアジドなど） ＋ イワシ、カツオ、マグロなど	→	顔面紅潮、発疹、嘔吐などの副作用が起こる。
抗血栓剤（チクロピジン塩酸塩） ＋ ハーブの一種のカモミール	→	作用が強まり出血しやすくなる。
抗血栓剤（ワルファリンカリウム） ＋ イチョウ葉や血液サラサラと表示している食品、玉ねぎ	→	薬が効き過ぎて出血しやすくなる。

薬の効果が弱くなる（薬が効きにくくなる）例 （医薬品は一般名）

抗血栓剤 （ワルファリンカリウム）	＋	納豆 ビタミンKを多く含む食品 （ブロッコリー、ホウレン草、パセリ、クロレラなど）	→	血栓を溶かすワルファリンカリウムの作用が弱くなるため、逆作用で血液が固まりやすくなる。
抗生物質 （テトラサイクリン系） 化学療法剤 （ニューキノロン薬）	＋	牛乳 ヨーグルト	→	併用で吸収が低下。
骨粗鬆症の治療薬 （ビスホスホネート製剤）	＋	カルシウムを多く含むもの（牛乳、ミネラルウォーターなど）	→	併用で吸収が低下。
抗血栓剤 （ワルファリンカリウム） 免疫抑制薬 （シクロスポリン） 気管支拡張薬 （テオフィリン） 抗不整脈薬 （ジソピラミド）	＋	セント・ジョーンズ・ワート（セイヨウオトギリソウ）	→	各薬の分解が促進され効果が弱まる。
気管支拡張薬 （テオフィリン）	＋	炭火で焼いた肉	→	炭焼によって生じる成分の影響で効果が弱まる。
解熱・鎮痛薬 （アセトアミノフェン）	＋	炭水化物を多く含む食品（ご飯、めん類、パンなど）、キャベツ、芽キャベツ	→	吸収が遅くなり、効果が表れるのが遅くなる。

（出典）杉山隆・浦江明憲・木村美由紀、2004、『間違うと危ないくすりののみ方』、日本文芸社。改変。久保鈴子、2003、『薬のことがわかる本―賢く選んで上手に使いましょう』、社会保険研究所。改変。高久史麿・矢崎義雄監修、2012、『治療薬マニュアル』、医学書院。改変。

表23の中では、最近では、特にサプリメントの一つである**セント・ジョーンズ・ワート**、**納豆**、**グレープフルーツジュース**がよく知られている。

セント・ジョーンズ・ワートとの相互作用については、抗不整脈薬、気管支拡張薬、強

心薬、抗悪性腫瘍剤、抗てんかん薬、経口避妊薬、免疫抑制剤、抗血栓剤、HIV 感染治療薬など、多くの薬の添付文書に注意事項として記載されている。

次に納豆に関してであるが、抗血栓剤のワルファリンカリウム（商品名：ワーファリン、ワルファリンカリウム、ワルファリン K）は、血液凝固に関わる物質の一つであるビタミン K の働きを阻害することで、血栓ができるのを防ぐ作用をする。ところが納豆に含まれる納豆菌は、体内でビタミン K をつくる働きを高める。したがって、納豆あるいはビタミン K を多く含む食物［ブロッコリー、ホウレンソウ、ケール（キャベツの種類だが球状にならない）、クロレラ、パセリなど）］と、この薬を飲み合わせると血液凝固因子がつくられるのが促進されるため、薬の効力が打ち消されて血栓ができやすくなる。**ワルファリンカリウム**を服用中の人は、これらの食物の摂取は避けるべきである。一方では、イチョウ葉や血液サラサラと表示している食品と、ワルファリンカリウムの飲み合わせにより出血傾向をみるという報告がある。

さらにグレープフルーツジュースについてであるが、グレープフルーツに含まれる「フラノクマリン誘導体」という成分は、薬物代謝酵素の一種に作用し、その働きを阻害する。この成分が多く含まれるグレープフルーツジュースと降圧薬のカルシウム拮抗薬の一部を併用すると、薬の分解が抑えられ、血中の薬の濃度が高まり、その効果を強めることにより、血圧が下がりすぎることがある。200 mℓ のグレープフルーツジュースを飲むと、その影響は 3〜4 日間持続するとの報告がある。カルシウム拮抗薬を服用している時は、グレープフルーツジュースの摂取は避けるべきである。

2. 一般用医薬品と飲食物との相互作用

一般用医薬品と飲食物との相互作用について表 24 に示した。医療用医薬品や一般用医薬品をも含めて、**アルコール飲料**は、どんな薬についても一緒に飲むべきではない。作用が増強して危険なことが起こり得る薬の例として、一般用医薬品と医療用医薬品と共通する医薬品には解熱・鎮痛・抗炎症薬、かぜ薬、鼻炎薬、鎮咳薬（せき止め）、抗ヒスタミン薬などがあげられる。一般用医薬品のなかには、睡眠改善薬、乗り物酔いの薬など、さらに医療用医薬品には、抗精神病薬、催眠・鎮静薬、抗うつ薬、気分安定薬などが加わる。

表24　一般用医薬品と飲食物との相互作用

薬剤名	成分	主な商品	注意すべき飲食物
かぜ薬	カフェイン	・カフェインを含むかぜ薬 ・解熱鎮痛薬 イブ A 錠 ハイタミン錠 ノーシン	コーヒー、緑茶、紅茶、コーラ →カフェイン作用が強まり、イライラ、不眠、頭痛などが起こる。

9 薬と飲食物・薬と薬との飲み合わせ　**143**

		・カフェイン配合ドリンク剤	
解熱・鎮痛薬	アセトアミノフェン	・ノーシン ・バファリンエル ・サリドンエース ・タイレノール ・ハッキリエース ・新セデス錠 ・ハイタミン錠 ・総合感冒薬	①キャベツや芽キャベツ →解熱効果の低下。 ②炭水化物を多く含む食品 （ご飯、麺類、パン、甘い菓子） →薬の効きが現れるのが遅くなる。主食を控えめにした後に服用。 ③アルコール →薬が効き過ぎる。アルコールがドリンク剤にも含まれているものがあるので、一緒に飲まないこと。
解熱・鎮痛薬	アスピリン	・バファリンA ・ケロリン ・バイエルアスピリン	①野菜・果汁ジュース →薬が効きにくくなる。 ②コーラ →薬の効きめが現れるのが遅くなる。 ③アルコール→薬が効き過ぎる。
消化性潰瘍治療薬	シメチジン	・パンシロン H_2 ベスト ・フロンティア錠 ・アルメサック ・ザッツブロック ・三共Z胃腸薬	①アルコール →中毒が強まり酔いがまわりやすい。 ②カフェインを含むもの （コーヒー、紅茶、緑茶など） →吐き気、めまいが起こる。 ③タバコ →潰瘍の再発率が高まる。
下剤（便秘薬）	ビサコジル	・コーラック ・ビューラック ・スルーラックS ・カイベールC	牛乳 →薬が効きにくくなる。
鎮咳薬（せき止め）	ジヒドロコデインリン酸塩	・トニン咳止サット ・新ブロン液エース ・新ジキニン顆粒 ・パブロンゴールド ・エスタックNT ・ストナプラス2 ・新ルルA ・カゼゴールドエース	アルコール（卵酒も含む） →薬が効き過ぎ、呼吸抑制、低血圧、意識障害、昏睡を起こす恐れがあり、危険である。

鎮痛薬や総合感冒薬などの補助薬	ブロムワレリル尿素	・ベンザブロックS ・リスロンS ・サリドンエース ・新リングル ・ストナ解熱 ・大正トンプク ・ナロンエース ・メソドンA	アルコール（卵酒も含む） →睡眠効果が強められ、呼吸機能低下などを生じ危険である。
アレルギー性鼻炎薬	クロルフェニラミンマレイン酸塩	・コンタック鼻炎 ・ストナリー ・スカイナー鼻炎 ・パブロン点鼻薬	アルコール（卵酒も含む） →作用が増し眠気が強まり危険である。
抗ヒスタミン薬（アレルギーの薬）	ジフェンヒドラミン塩酸塩	・レスタミンコーワ糖衣錠	アルコール（卵酒も含む） →薬効が強まり、危険である。
睡眠改善薬	ジフェンヒドラミン塩酸塩	・ドリエル ・ドリエルEX ・グ・スリーP ・ナイトール	アルコール（卵酒も含む） →作用が増強により睡眠効果が強くなり危険である。
乗り物酔いの薬	・塩酸メクリジン（抗ヒスタミン薬） ・ジフェンヒドラミン塩酸塩 ・クロルフェニラミンマレイン酸塩（抗ヒスタミン薬）	・トラベルミンファミリー ・トラベルミンR ・アネロン	アルコール →作用が増し、眠気が強まる。
ビタミン剤	ビタミンE	・ユベラックス ・ユベラックスα2 ・ネーブルサーモ	ビタミンB_2、B_6を多く含む食品（さんま、カツオ、イワシ、サケ、サバ、うなぎ、大豆、キノコ） →薬効が弱くなる。

（出典）杉山隆・浦江明憲・木村美由紀、2004、『間違うと危ないくすりののみ方』、日本文芸社。改変。
久保鈴子、2003、『薬のことがわかる本―賢く選んで上手に使いましょう』、社会保険研究所。改変。
高久史麿・矢崎義雄監修、2012、『治療薬マニュアル』、医学書院。改変。

3. 薬と薬の相互作用

　医師が処方する場合には、二種類以上の薬の組み合わせが多い。その理由には、主作用を強めるとか、有害作用を弱めるためといったことなどが考えられる。しかし、ここで留意しなければならないのは、薬と薬との組み合わせで、薬同士の相互作用で危険を招くことがあることである。薬と薬の危険な組み合わせの例を表25に示したが、処方薬の場合には、このような危険な組み合わせのないように医師が留意し、さらに処方される時点で薬剤師が、その処方内容を確認するというシステムが常時行われている。

　ところが、これが市販の一般用医薬品同士や処方された医療用医薬品と一般用医薬品との組み合わせを自分勝手に行うことにより、危険な状態に陥ることがある。例えば、抗血栓剤のワルファリンカリウムと市販の一般用医薬品の解熱・鎮痛薬（アスピリン、アセトアミノフェン、イブプロフェンなど）とを同時に服用すると、ワルファリンカリウムの作用が強くなり、出血しやすくなる。ワルファリンカリウムの服用者は、他の病気で治療（歯の治療、手術など）をうける時は、ワルファリンカリウムを服用していることを医師に伝える。また、市販の一般用医薬品のジヒドロコデインリン酸塩を含むせき止め（鎮咳薬）と医療用医薬品の抗精神病薬と飲み合わせると、呼吸抑制、低血圧、意識障害などを起こし、生命にかかわることもあるので、指示に従って用いることが大切である。

表25　薬と薬の危険な飲み合わせ（医薬品は一般名）

・抗ヒスタミン薬 　マレイン酸クロルフェニラミン（アレルギー性鼻炎治療薬などとして、一般用医薬品にも使用） +	・催眠・鎮静薬 ・抗精神病薬 ・抗てんかん薬 ・パーキンソン病治療薬 →	眠気、血圧上昇 高血圧の人は特に注意。
・解熱・鎮痛・抗炎症薬 　アセトアミノフェン 　（一般用医薬品にも使用） +	・躁病治療薬（気分安定薬） ・炭酸リチウム →	リチウム中毒 （腎障害、衰弱または脱水症状など）
・解熱・鎮痛・抗炎症薬 　アセトアミノフェン +	・サイアザイド系利尿薬 　トリクロルメチアジド →	利尿薬の効果を弱めることがある。
・鎮咳薬（せき止め） 　ジヒドロコデインリン酸塩 　（一般用医薬品にも使用） +	・抗精神病薬 　フェノチアジン誘導体 　（クロルプロマジン） ・抗てんかん薬 　フェニトイン 　フェノバルビタール →	呼吸抑制、低血圧、意識障害、昏睡を起こすおそれがある。要注意。
・鎮咳薬（せき止め） +	・抗血栓剤 →	抗血栓剤の作用を増強する。

ジヒドロコデインリン酸塩		・ワルファリンカリウム	可能性がある。出血しやすくなる。要注意
・抗ヒスタミン薬 　ジフェンヒドラミン塩酸塩 　（花粉症の治療薬として、 　一般用医薬品にも使用）	＋	・催眠・鎮静薬 ・抗不安薬 ・抗精神病薬	→	薬効が強くなり危険な状態になることがある。 要注意
・消化性潰瘍治療薬 　H2受容体拮抗薬 　（シメチジン、ラニチジン、ファモチジン） 　（一般用医薬品にも使用）	＋	・抗不整脈薬 　インデラル ・抗不安薬 　ベンゾジアゼピン系 ・気管支拡張薬 　テオフィリン ・催眠・鎮静薬 　トリアゾラム ・抗血栓剤 　ワルファリンカリウム	→	併用薬のそれぞれの効果が強くなる。例えば催眠・鎮静薬のトリアゾラムとの併用の場合、睡眠効果が増強され、めまいなどを起こす。 要注意
・マグネシウム、アルミニウム入りの胃腸薬 ・カルシウム剤・鉄剤 　（一般用医薬品にも使用）	＋	・抗菌薬 　ノルフロキサシン	→	腸でマグネシウム、アルミニウム、カルシウム、鉄が吸収されにくくなる。
・消化性潰瘍治療薬 　乾燥水酸化アルミニウムゲル（一般用医薬品にも使用）	＋	・貧血治療薬 　鉄剤	→	必要な分の鉄が吸収されなくなる。
・解熱・鎮痛薬 　イブプロフェン 　（一般用医薬品にも使用）	＋	・化学療法剤 　（キノロン薬） 　レボフロキサシン水和物	→	痙攣(けいれん)を起こすことがある。 要注意
・アスピリン 　解熱・鎮痛薬と血栓症治療薬の両方に用いるが、この場合、用法、用量が異なる。 　（解熱・鎮痛薬として一般用医薬品にも使用）	＋	・抗血栓剤 　ワルファリンカリウム		たんぱく質と結合しない遊離型の抗血栓剤が増え出血しやすくなる。 要注意
・アスピリン		・糖尿病治療薬 　トルブタミド		両者の薬の相互作用により、血糖値が必要以上に下がってしまい危険な状態に陥ることがある。要注意

・アスピリン	+	・抗リウマチ薬 　メトトレキサート ・抗てんかん薬 　バルプロ酸ナトリウム	→	アスピリンと各薬の相互作用により抗リウマチ薬、抗てんかん薬の働きが強くなる。
・抗血栓剤 　ワルファリンカリウム	+	・解熱・鎮痛薬 　アセトアミノフェン 　イブプロフェン 　アスピリン ・脂質異常血症治療薬 　シンバスタチン ・消化性潰瘍治療薬 　シメチジン 　ファモチジン ・抗うつ病治療薬 　フルボキサミンマレイン酸塩 ・抗がん剤 　カペシタビン ・抗結核薬 　イソニアジド ・鎮咳薬 　ジヒドロコデインリン酸塩	→	ワルファリンカリウムの作用が強くなり出血しやすくなる。抗がん剤カペシタビンの使用により出血が激しく、死亡例の報告がある。 要注意
・気管支拡張薬 　テオフィリン	+	・消化性潰瘍治療薬 　シメチジン 　ファモチジン ・抗菌薬 　エリスロマイシン ・抗血栓剤 　チクロピジン塩酸塩	→	テオフィリンの血中濃度を高め、精神症状、消化器症状、不整脈などの副作用が現れる。 要注意
・気管支拡張薬 　テオフィリン	+	・降圧薬 　プロプラノロール塩酸塩 ・抗てんかん薬 　フェニトイン ・結核治療薬 　リファンピシン	→	テオフィリンの効果が弱まる。
・降圧薬 　（β遮断薬）	+	・糖尿病治療薬 　インスリン	→	血糖降下作用が強まり、低血糖の障害を起こすことが

プロプラノロール塩酸塩 アルプレノロール塩酸塩 ＋ ニプラジロール	オイグルコン グリベンクラミド	ある。 → 要注意
・抗生物質 　クロラムフェニコール ＋	・スルホニルウレア系経口 　血糖降下薬 　トルブタミド	血糖降下作用が強まり低血 → 糖の障害を起こすことがある。要注意
・抗真菌薬 　（水虫治療薬） 　イトラコナゾール 　　　　　　　　　＋	・抗精神病薬 　ピモジド ・降圧薬 　アゼルニジピン 　ニソルジピン 　エプレレノン ・抗不整脈薬 　キニジン硫酸塩化物 ・催眠・鎮静薬 　トリアゾラム ・脂質異常症治療薬 　シンバスタチン	不整脈などの重篤な副作用 を生じることがあるので併 用は厳禁。 「イトラコナゾールは、そのほかにも多数の薬剤との相互作用を示すことが知られており、多剤との併用には、慎重を期すべきである」 要注意
・狭心症治療薬 　ニトログリセリン 　硝酸イソソルビド 　　　　　　　　　＋	・利尿薬 　フロセミド 　トリクロルメチアジド 　イソソルビド ・降圧薬 　（血管拡張薬） 　ヒドララジン塩酸塩 　ブドララジン	血圧が下がり過ぎる危険が → ある。 要注意
・甲状腺ホルモン製剤　＋	・消化性潰瘍薬 　スクラルファート水和物	甲状腺ホルモン製剤が吸収 されにくくなる。
・緑内障治療点眼薬 ・降圧薬 　（β遮断薬） 　プロプラノロール塩酸塩 　アルプレノロール塩酸塩 　ニプラジロール	・抗不整脈治療薬 　ベラパミル塩酸塩	脈が遅くなり、ふらつきや → 気が遠くなったりすることがある。

・抗不整脈薬　　　　　　　・気管支拡張薬	
メキシレチン塩酸塩　＋　　テオフィリン　　　　→	メキシレチン塩酸塩の作用が強まる。
・消化性潰瘍治療薬	
シメチジン	

(出典) 杉山隆・浦江明憲・木村美由紀、2004、『間違うと危ないくすりののみ方』、日本文芸社。改変。
　　　久保鈴子、2003、『薬のことがわかる本―賢く選んで上手に使いましょう』、社会保険研究所。改変。
　　　高久史麿・矢崎義雄監修、2012、『治療薬マニュアル』、医学書院。改変。

10 薬の記録

　飲んでいる薬の名前、効果、服用回数、副作用の注意などを記録することができる「**お薬手帳**」がある。お薬手帳に記載してある服用中の薬名あるいは外用薬名などがあらかじめわかると、薬を処方する医師が異なった場合でも、新しく処方するときの参考になり、薬の飲み合わせによる副作用を防ぐことができる。この手帳は、薬局で配布したり販売している。平成20（2008）年4月1日より、後期高齢者を対象に、お薬手帳の活用による重複投薬等防止のために、お薬手帳を活用して、医師および薬剤師は、患者の服薬状況および薬剤服用歴等を確認するよう義務づけられた。

　その後、平成24（2012）年4月より、薬剤師が全世代の患者に対し、お薬手帳を使って薬の情報提供をすることが必要とされた。今日では、スマートフォンやパソコンを使って管理できる「**電子版お薬手帳**」が広がりつつある。

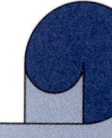

薬と健康のことわざの例

◎「**良薬は口に苦し**」
　よく効く薬ほど、苦くて飲みにくいもの。

◎「**惚れた病に薬なし**」
　恋わずらいには治す方法がなく、どうすることもできないということ。

◎「**毒薬変じて薬となる**」
　有害だったものが、一変して極めて有益なものに転じることのたとえ。

◎「**酒は百薬の長**」
　酒は適量を守って飲めば、どんな薬よりも優れた薬だということ。

◎「**年が薬**」
　年功を積むということは、言ってみれば若気の至りを治す薬のようなものだということ。

【参考文献】

（1）中村耕三、2009、「ひざ痛・骨粗しょう症の新知識、ロコモティブシンドローム、介護につながる全身病」、『きょうの健康』、NHK。
（2）山田正明編、2004、『臨床検査概論』、ヘルス・システム研究所。
　　　−単著、2008、『健康と栄養』、ヘルス・システム研究所。
　　　−単著、2010、『医療事務専門職のための医学知識—病気と検査と薬—』、ダイエックス出版。
　　　−単著、2012、『介護に役立つ薬の知識—薬の基礎と介護への応用—』、ヘルス・システム研究所。
（3）荒川博仁、2004、『薬と病気』、ヘルス・システム研究所。
（4）久保鈴子、2003、『薬のことがわかる本』、社会保険研究所。
（5）高久史麿・矢崎義雄監修、2012、『治療薬マニュアル2011』、医学書院。
（6）保崎清人、2003、『臨床医学概論—生活習慣病を中心として』、ヘルス・システム研究所。
（7）上田敏・笠原嘉編、1996、『生きることの醫』—医学と人間、NHK学園。
（8）日本医療情報学会編、2010、『医療情報—医学医療編』、第3版、篠原出版新社。
（9）吉田邦久、2005、『好きになる人間生物学』、講談社サイエンティフィク。
（10）芦川和高 監修、2001、『ナースのための図解からだの話』、学習研究社。
（11）木元昭人・山田正明、1983、『図解生体成分のゆくえと臨床検査』、講談社サイエンティフィク。
（12）河合忠監修、1994、『臨床検査研修ハンドブック』（新訂第3版）、薬事日報社。
（13）福祉士養成講座編集委員会編、2000、『三訂 介護福祉士養成講座 10.医学一般』、中央法規出版。
（14）福祉士養成講座編集委員会編、1997、『改訂 社会福祉士養成講座 14.』、中央法規出版。
（15）厚生省健康政策局医事課監修、1987、『臨床工学技士 指定講習会テキスト』、金原出版。
（16）厚生省健康政策局指導課監修、1991、『救急救命士標準テキスト』、へるす出版。
（17）日野原重明監修、医療秘書教育全国協議会編、1994、『医療秘書シリーズ3・4、臨床医学Ⅰ・Ⅱ』、建帛社。-同、2008、『改訂 臨床医学Ⅰ・Ⅱ』、建帛社。
（18）中原保裕、2000、『知って得するナースのための薬の豆知識』、日本看護協会出版会。
（19）永田英二、2004、『解剖生理』、ヘルス・システム研究所。
（20）今井昭一、1991、『薬理学』、金原出版。
（21）高木博司他、1998、『図解薬理学』、金原出版。
（22）日本薬剤師会編、2001、『薬局・薬剤師のための調剤事故防止マニュアル』、社団法人日本薬剤師会。
（23）浅野伍朗・直江史郎監修、1997、『病気のことがよくわかるからだの事典』、成美堂出版。
（24）日本薬剤師会編、2007、『薬局における安全管理体制の整備のための薬局における医療安全管理指針のモデル及び医薬品の安全使用のための業務手順書マニュアル（薬局版）』、社団法人日本薬剤師会。
（25）医薬品販売制度研究会、2007、『登録販売者になろう』、じほう。

(26) 巽典之編著、1998、『ナースのための基準値ハンドブック』、南江堂。
(27) 奈良信雄、1998、『病院検査のここが知りたい』、羊土社。
(30) 奈良信雄、1996、「健康診断数値のみかた」、『きょうの健康4月号別冊付録』、NHK。
(31) 斎藤馨・山崎淳、1998、『病院の検査がよくわかる本』、講談社。
(32) 高橋長雄監修、1998、『図解 雑学・からだのしくみ』、ナツメ社。
(33) 高橋健一監修著作、『完全図解 からだのしくみ全書・病気編』、東陽出版。
(34) 荒井孝和、1998、『腰痛・肩こりの科学』、講談社。
(35) 巴ひかる、2013、「治りづらい膀胱炎に注意!」、『きょうの健康』、NHK。
(36) 医療秘書教育全国協議会監修、大矢佳子・白井孝子共著、2011、『老人・障害者の医学と心理』、建帛社。
(37) 介護技術全書編集委員会編、1999、『介護福祉士国家試験のためのわかりやすい介護技術』、ミネルヴァ書房。
(38) 山口俊晴、2012、「胃がん確実に治したい」、『きょうの健康』、NHK。
(39) 工藤進英、2012、「大腸がん早期発見で徹底治療」、『きょうの健康』、NHK。
(40) 木村健二郎、2012、「慢性腎臓病」、『きょうの健康』、NHK。
(41) 大石了三、2000、『くすりの正しい飲み方、患者さんの服薬指導』、大道学館出版。
(42) 岡田正彦、2008、『薬を買う前に読む本』、日本評論社。
(43) 望月真弓、2009、「上手につきあおう 高齢者の薬」、『きょうの健康』、NHK。
(44) 『セルフメディケーションガイド2009』、産経新聞メディックス。
(45) 肥後理監修、1988、『血液の病気と一般知識』、新星出版社。
(46) 山本敏行・鈴木泰三・田崎京二、1988、『新しい解剖生理学』、南江堂。
(47) 島本和明、2009、「特集 最新の血圧コントロール」、『きょうの健康』、NHK。
(48) 是恒之宏、2009、「血栓予防のためのワルファリン」、『きょうの健康』、NHK。
(49) 今村栄三郎、1988、『心臓手術が必要な人に』、主婦の友社。
(50) 村田美穂、2008、「パーキンソン病新情報、こんな症状で気づく」、『きょうの健康』、NHK。
(51) 杉山肇、2010、「上手につきあう股関節の病気、症状を見逃さない」、『きょうの健康』、NHK。
(52) 石崎高志、1990、『新しい臨床薬理の知識』、医学書院。
(53) 飛岡健、1990、『おもしろくてためになる血液の雑学事典』、日本実業出版社。
(54) 竹内均、1991、『頭にやさしい雑学読本、ちょっと意外ないい話、快楽脳叢書』、同文書院。

索 引
(初出一覧)

【アルファベット】

AED ……………………58
CFS ……………………86
DNA ……………………6
HPV ……………………105
TDM ……………………132
YAM ……………………100

【ア行】

青そこひ………………87
悪性貧血………………60
悪玉コレステロール……55
アスペルガー障害………85
亜脱臼…………………96
圧迫骨折………………101
アテローム硬化…………54
アナフィラキシー………130
アルコール飲料…………142
アルツハイマー型………82
安静狭心症……………56
胃がん…………………66
異型狭心症……………56
萎縮型…………………87
萎縮性胃炎……………63
医薬品…………………121
医薬部外品……………125
医薬用医薬品…………121
医療機器………………125
インスリン依存型
　（Ⅰ型）糖尿病………72
インスリン抵抗性………89
インスリン非依存型
　（Ⅱ型）糖尿病………72
院内感染………………51
インパルス……………40
運動器症候群…………102
A型肝炎………………66
Sの字…………………11
お薬手帳………………149

【カ行】

外因……………………47
外傷性骨折……………96
潰瘍……………………63
潰瘍性大腸炎…………64
解離……………………59
過活動膀胱……………75
学習障害………………85
拡張期血圧……………21
かくれ糖尿病…………73
下肢骨…………………12
かぜ症候群……………50
滑液……………………13
家庭血圧………………90
可動結合………………12
過敏性腸症候群………65
過敏性副作用…………133
肝炎ウイルス…………68
寛解……………………49
寛骨……………………12
間質性膀胱炎…………75
関節……………………13
完全房室ブロック………57
期外収縮………………57
気胸……………………53
起座呼吸………………52
基準値…………………113
希少疾病用医薬品………122
ぎっくり腰……………96
拮抗筋…………………15
気道……………………17
機能性胃腸症…………65
偽薬……………………131
逆流性食道炎…………62
急性期…………………49
急性骨髄性白血病……61
急性腎不全……………74
胸郭……………………17
狭窄症…………………58
狭窄性腱鞘炎…………102
胸式呼吸………………18
狭心痛…………………56
協同筋…………………15
胸膜腔…………………17
虚血……………………56

虚血性腸炎……………65
禁忌……………………133
筋系……………………15
筋組織…………………7
禁断症状………………131
くも膜下出血…………80
クリアランス…………33
クローン病……………64
軽快……………………48
頸部……………………3
けいれん発作…………84
劇症インスリン依存型
　糖尿病………………73
劇薬……………………126
グレープフルーツ
　ジュース……………141
化粧品…………………125
血圧……………………21
血液凝固因子…………23
血管網…………………12
血小板…………………23
血清……………………23
血栓……………………54
解毒……………………29
血中薬物濃度
　モニタリング………132
検体検査………………111
原尿……………………32
後期高齢者……………107
膠原病…………………76
抗酸化食品……………91
高脂血症………………55
高次脳機能障害………86
甲状腺ホルモン………37
向精神薬………………127
広背筋…………………17
誤嚥性肺炎……………51
国民病…………………72
呼吸……………………18
個体……………………8
5大栄養素……………91
骨格筋…………………15
骨芽細胞………………100
コラーゲン……………76
コレステロール胆石……69

【サ行】

細菌性骨髄膜炎・・・・・・・・・・・・・50
最高血圧・・・・・・・・・・・・・・・・・・・21
再生不良性貧血・・・・・・・・・・・・60
最低血圧・・・・・・・・・・・・・・・・・・・21
細胞・・・・・・・・・・・・・・・・・・・・・・・・6
坐薬・・・・・・・・・・・・・・・・・・・・・135
C型肝炎・・・・・・・・・・・・・・・・・・66
ジェネリック医薬品・・・・・・122
自覚症状・・・・・・・・・・・・・・・・・・48
子宮頸がん・・・・・・・・・・・・・・104
子宮体がん・・・・・・・・・・・・・・104
子宮内膜症・・・・・・・・・・・・・・105
自己抗体・・・・・・・・・・・・・・・・・・79
自己免疫・・・・・・・・・・・・・・・・・・79
自己免疫疾患・・・・・・・・・・・・・79
四肢・・・・・・・・・・・・・・・・・・・・・・・・3
支持組織・・・・・・・・・・・・・・・・・・・7
脂質異常症・・・・・・・・・・・・・・・55
視診・・・・・・・・・・・・・・・・・・・・・・・48
自然気胸・・・・・・・・・・・・・・・・・・53
疾病・・・・・・・・・・・・・・・・・・・・・・・47
指定薬物・・・・・・・・・・・・・・・・128
シナプス・・・・・・・・・・・・・・・・・・40
死の四重奏・・・・・・・・・・・・・・・89
自閉症・・・・・・・・・・・・・・・・・・・・85
尺側・・・・・・・・・・・・・・・・・・・・・・・・5
収縮期血圧・・・・・・・・・・・・・・・21
粥状動脈硬化・・・・・・・・・・・・・54
主作用・・・・・・・・・・・・・・・・・・・133
消化・・・・・・・・・・・・・・・・・・・・・・・25
消化器・・・・・・・・・・・・・・・・・・・・25
笑気ガス・・・・・・・・・・・・・・・・135
上肢骨・・・・・・・・・・・・・・・・・・・・12
小泉門・・・・・・・・・・・・・・・・・・・・10
上皮組織・・・・・・・・・・・・・・・・・・・7
食後高血糖・・・・・・・・・・・・・・・72
触診・・・・・・・・・・・・・・・・・・・・・・・48
食道炎・・・・・・・・・・・・・・・・・・・・62
女性の更年期障害・・・・・・・106
処方せん・・・・・・・・・・・・・・・・136
除脈・・・・・・・・・・・・・・・・・・・・・・・57
白そこひ・・・・・・・・・・・・・・・・・・87
腎炎・・・・・・・・・・・・・・・・・・・・・・・74
心筋・・・・・・・・・・・・・・・・・・・・・・・15

神経組織・・・・・・・・・・・・・・・・・・・7
心血管系・・・・・・・・・・・・・・・・・・19
心室細動・・・・・・・・・・・・・・・・・・57
新指定医薬部外品・・・・・・126
滲出型・・・・・・・・・・・・・・・・・・・・87
腎臓・・・・・・・・・・・・・・・・・・・・・・・31
心臓弁膜症・・・・・・・・・・・・・・・58
靭帯・・・・・・・・・・・・・・・・・・・・・・・13
身体的依存・・・・・・・・・・・・・131
心電図検査・・・・・・・・・・・・・・・20
随意筋・・・・・・・・・・・・・・・・・・・・15
スイッチOTC薬・・・・・・・122
スティーブンス・
　ジョンソン症候群・・・・・130
ストレス・・・・・・・・・・・・・・・・・・53
生活習慣病・・・・・・・・・・・・・・・89
生活習慣病の危険因子・・・92
正常値・・・・・・・・・・・・・・・・・・・113
正常範囲・・・・・・・・・・・・・・・・113
生殖細胞・・・・・・・・・・・・・・・・・・・6
精神的依存・・・・・・・・・・・・・131
性染色体・・・・・・・・・・・・・・・・・・・6
生体検査・・・・・・・・・・・・・・・・111
生理機能検査・・・・・・・・・・・111
脊髄・・・・・・・・・・・・・・・・・・・・・・・42
赤血球・・・・・・・・・・・・・・・・・・・・23
線維筋痛症・・・・・・・・・・・・・103
前期高齢者・・・・・・・・・・・・・107
前駆期・・・・・・・・・・・・・・・・・・・・49
染色体・・・・・・・・・・・・・・・・・・・・・6
喘息発作・・・・・・・・・・・・・・・・・・52
善玉コレステロール・・・・・55
セント・ジョーンズ・
　ワート・・・・・・・・・・・・・・・・141
先端巨大症・・・・・・・・・・・・・・・70
蠕動運動・・・・・・・・・・・・・・・・・・26
先発医薬品・・・・・・・・・・・・・122
前立腺・・・・・・・・・・・・・・・・・・・・38
造血作用・・・・・・・・・・・・・・・・・・12
僧坊筋・・・・・・・・・・・・・・・・・・・・17
組織呼吸・・・・・・・・・・・・・・・・・・18
咀しゃく・・・・・・・・・・・・・・・・・・26

【タ行】

体液・・・・・・・・・・・・・・・・・・・・・・・21
体幹・・・・・・・・・・・・・・・・・・・・・・・・3

体肢・・・・・・・・・・・・・・・・・・・・・・・・3
体質・・・・・・・・・・・・・・・・・・・・・・・48
体循環系・・・・・・・・・・・・・・・・・・20
大静脈・・・・・・・・・・・・・・・・・・・・19
帯状疱疹・・・・・・・・・・・・・・・・・・88
大泉門・・・・・・・・・・・・・・・・・・・・10
大腸がん・・・・・・・・・・・・・・・・・・66
大腸憩室炎・・・・・・・・・・・・・・・65
大動脈・・・・・・・・・・・・・・・・・・・・19
大動脈瘤・・・・・・・・・・・・・・・・・・58
大便・・・・・・・・・・・・・・・・・・・・・・・27
他覚症状・・・・・・・・・・・・・・・・・・48
多剤耐性・・・・・・・・・・・・・・・・・・53
打診・・・・・・・・・・・・・・・・・・・・・・・48
脱臼・・・・・・・・・・・・・・・・・・・・・・・96
タバコ病・・・・・・・・・・・・・・・・・・52
男性ホルモン・・・・・・・・・・・・・72
痴呆・・・・・・・・・・・・・・・・・・・・・・・82
注意欠陥多動性障害・・・・・85
中枢神経・・・・・・・・・・・・・・・・・・・8
蝶形紅斑・・・・・・・・・・・・・・・・・・77
聴診・・・・・・・・・・・・・・・・・・・・・・・48
治癒・・・・・・・・・・・・・・・・・・・・・・・48
適応障害・・・・・・・・・・・・・・・・・・84
超多剤耐性・・・・・・・・・・・・・・・53
痛風関節炎・・・・・・・・・・・・・・・98
テストステロン・・・・・・・・・・72
鉄欠乏性貧血・・・・・・・・・・・・・60
てんかん・・・・・・・・・・・・・・・・・・84
電子版お薬手帳・・・・・・・・149
伝染性皮膚病・・・・・・・・・・・・・88
頭蓋・・・・・・・・・・・・・・・・・・・・・・・10
頭蓋泉門・・・・・・・・・・・・・・・・・・10
統合失調症・・・・・・・・・・・・・・・85
橈側・・・・・・・・・・・・・・・・・・・・・・・・5
糖尿病性腎症・・・・・・・・・・・・・74
頭部・・・・・・・・・・・・・・・・・・・・・・・・3
動脈硬化・・・・・・・・・・・・・・・・・・54
動脈瘤・・・・・・・・・・・・・・・・・・・・58
登録販売者・・・・・・・・・・・・・123
特異体質反応・・・・・・・・・・・130
特定生物由来製品・・・・・・126
毒性作用・・・・・・・・・・・・・・・・133
毒薬・・・・・・・・・・・・・・・・・・・・・126

索引 **155**

【ナ行】

内因······47
内臓筋······15
内臓脂肪症候群······89
納豆······141
難治性てんかん······84
難病······59
日本薬局方······127
ニューロン······40
尿管······31
尿崩病······70
認知症······82
ネフローゼ症候群······74
捻挫······96
粘液水腫······70
脳······42
脳下垂体······35
脳幹······42
脳血管障害······80
脳血管性型······82

【ハ行】

パーキンソン病······81
肺······17
肺炎······50
肺炎球菌······50
肺結核······53
肺呼吸······18
肺循環系······20
肺静脈······19
排泄······34
肺動脈······19
廃用症候群······108
肺胞······17
破骨細胞······100
橋本病······70
バセドウ病······70

白血球······23
パニック障害······84
プリン体······98
B型肝炎······66
微生物······50
ビタミン欠乏症······91
非定型肺炎······50
病因······47
病的老化······107
日和見感染······51
疲労骨折······96
頻脈······57
フィブリノイド変性······76
副甲状腺ホルモン······37
副作用······133
腹式呼吸······18
不随意筋······15
不整脈······56
不動結合······12
ブラ······53
プラセボ······131
分泌······34
閉経後骨粗鬆症······100
ペースメーカー······57
ヘモグロビン······59
ヘリコバクター・
　ピロリ菌······63
変形性股関節症······99
変形性膝関節症······99
膀胱······31
膀胱炎······74
縫合線······10
母乳感染······61
骨······10
ホルモン······34

【マ行】

末梢神経······8

麻薬······127
慢性期······49
慢性糸球体腎炎······74
慢性腎臓病······74
慢性疲労症候群······86
マンモグラフィ······106
メタボリック症候群······89
免疫グロブリン······62
免疫反応······79
問診······48

【ヤ行】

薬事法······121
薬物アレルギー······130
薬物依存······131
薬用量······129
薬理作用······129
薬価基準······122
溶血性貧血······60
四大症状······81

【ラ行】

ライ症候群······130
卵巣腫瘍······106
リンパ系······19
レビー小体型······82
労作狭心症······56
老人性骨粗鬆症······101
老人性肺炎······51
老年病······107
6大栄養素······91
ロコモ······102

【ワ行】

ワルファリンカリウム···142

【著者】山田　正明
薬剤師、臨床検査技師、医博
元国立がんセンター　臨床検査部　副技師長、
元埼玉県立小児医療センター　臨床検査部　技師長

成人・高齢者を対象とした
病気と検査と薬の基礎知識

2014年2月28日　第1版　第1刷　発行
著　　者　　山田　正明　　Ⓒ Yamada Masaaki
発 行 者　　髙本　哲史
発 行 所　　株式会社　社会保険出版社
　　　　　　〒101-0064　東京都千代田区猿楽町1-5-18
　　　　　　　　　TEL 03-3291-9841（代表）
［大阪支局］　〒541-0059　大阪市中央区博労町4-7-5
　　　　　　　　　TEL 06-6245-0806
［九州支局］　〒812-0011　福岡市博多区博多駅前3-27-24
　　　　　　　　　TEL 092-413-7407
制　　作　　株式会社　ヘルス・システム研究所

ISBN978-4-7846-0268-1　C2047　　定価は表紙に表示してあります。
　　　　　　　　　　　　　　　　　落丁、乱丁本はお取り替えいたします。
　　　　　　　　　　　　　　　　　不許複製。禁無断転載。

書籍のご案内

がんに関する情報を網羅した資料集

11614 年度版

がんのしおり
（平成26年2月発行）

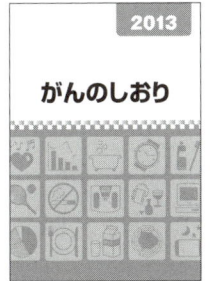

がんに関係するデータをとりまとめた保健指導者向け冊子。グラフやイラストを用い、生活習慣や生活習慣病について解説しています。今年度は緩和ケアセンターの整備について掲載しています。

- A4判／64頁カラー・52頁1色
- ISBN 978-4-7846-0273-5

本体 1,300円+税

公衆衛生担当者必携のデータ集

11513 年度版

生活習慣病のしおり
（平成25年12月発行）

2013年度版は、「健康と運動」のページを大幅に見直すとともに、健康寿命や健康格差、非肥満者への保健指導などの記事を追加。糖尿病の診断基準と診断手順は学会の基準改定に伴い、新しいものを掲載しています。

- A4判／62頁カラー・116頁1色
- ISBN 978-4-7846-0269-8

本体 1,300円+税

内容の理解が深まる巻頭解説付き

11431

標準的な健診・保健指導プログラム（平成25年4月）
＜巻頭解説：改正のポイントと活用アドバイス＞
（平成25年6月発行）

巻頭解説 津下一代（あいち健康の森健康科学総合センター センター長・医学博士）

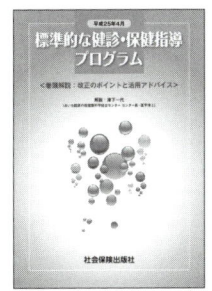

厚生労働省健康局が公表した「標準的な健診・保健指導プログラム（平成25年4月）」を市販書籍化しました。巻頭に津下一代氏による解説「改正のポイントと活用アドバイス」を掲載。特定健診・特定保健指導のご担当者必携の保存版です。

- A4判／306頁／本文2色
- ISBN 978-4-7846-0261-2

本体 2,600円+税

特定健診・特定保健指導担当者の机上に1冊！

11193

特定健診・特定保健指導の手引
（平成25年6月発行）

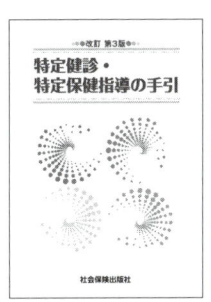

特定健診・特定保健指導制度第2期の内容を反映した改訂版です。今回から付録に「特定健診・特定保健指導の円滑な実施に向けた手引き（Ver.2）」を掲載しています。医療保険者・保健指導担当者必携の書です。

- A4判／432頁2色・1色／改訂第3版
- ISBN 978-4-7846-0262-9

本体 3,600円+税

ピンクリボンアドバイザー認定試験公式テキスト

13611

身近な病気だから正しく知りたい
ピンクリボンと乳がん まなびBOOK

編著 福田 護（認定NPO法人 乳房健康研究会 理事長・聖マリアンナ医科大学ブレスト＆イメージングセンター院長）
認定NPO法人 乳房健康研究会

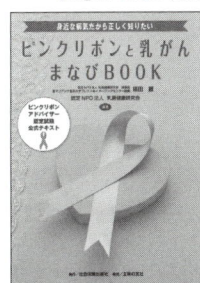

「乳がん」の発生から発見・治療、治療中の生活まで、「乳がん」のことと早期発見・早期治療の大切さを学び、周囲にも乳がん検診の重要性を啓発できる人になるための本。ピンクリボンアドバイザー認定試験公式テキスト。

- B5判／176頁2色

本体 1,700円+税

「生・活」知識検定試験 公式テキスト

14002

ジェロントロジー入門

編著 NPO法人 生活・福祉環境づくり21・日本応用老年学会
協力 東京商工会議所

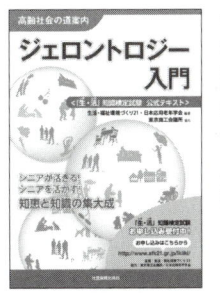

子どもから高齢者までが、安心して暮らせる社会を築くために必要な知識を集約。ジェロントロジー（老年学）の入門書であり、今後の福祉にもシニアビジネスにも役立つ、実用的エンサイクロペディア。「生・活」知識検定試験の公式テキストです。

- B5判／288頁2色
- ISBN978-4-7846-0267-4

本体 2,800円+税

書籍のご案内

健康と暮らしに役立つ情報がつまった実用書

12213
家族みんなの健康百科

監修　久保　明（東海大学医学部抗加齢ドック教授・慶應義塾大学大学院政策・メディア研究科特任教授）
　　　岩下宣子（現代礼法研究所代表）

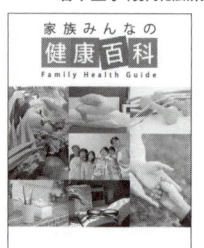

運動や食生活、休養など生活習慣の改善法から、かぜ予防や熱中症対策をはじめとする季節ごとの健康情報、メンタルケアなどを広くご紹介。さらに、医師への適切なかかり方や冠婚葬祭のマナーなども掲載する、ご家庭で活躍する実用書です。

■A4変型判／80頁カラー　　本体 1,100円+税

自分の健康は自分で管理・チェックを

12503
だれでもできる症状・異常の自己チェック

監修　稲葉　敏（いなば内科クリニック院長・医学博士・日本血液学会指導医）

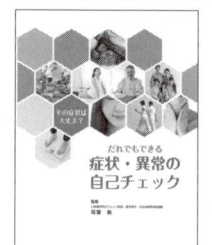

私たちは生身の体なので、いつなんどき体に異常が発生するかわかりません。それをいち早く発見できるのは自分をおいて誰もいません。本書では、よくある症状をとりあげて、医師ではない一般人が十分理解できるように書かれた、家族みんなの健康管理に使えるバイブルです。

■A4判／80頁カラー　　本体 1,100円+税

日本の医療を問う一冊

13341
現代医療をどう改革していくか
～消費税を上げる前に考える～

水野　肇（医事評論家）著

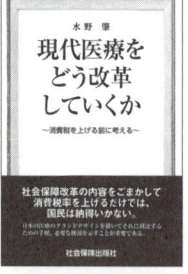

社会保障改革の内容をごまかして消費税率を上げるだけでは、国民は納得がいかない。十分な保障をすることが難しい今日の経済情勢の中で、皆保険を守れるシステムとは。様々な角度から日本の医療が抱える問題点を指摘し、解決のヒントを示す。日本の医療を本質から問う一冊です。

■四六判／184頁1色　【平成23年発行】
■ISBN978-4-7846-0250-6　　本体 1,400円+税

総合医の必要性を提言

13331
総合医の時代

監修　高久史麿（自治医科大学学長）
編集　水野　肇（医事評論家）
　　　田中一哉（(社)国民健康保険中央会常務理事）

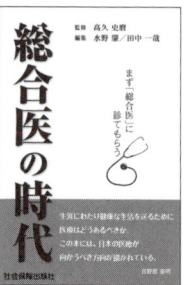

急速に進む高齢化、専門医に偏った育成、医師の偏在、勤務医の過重労働・・・様々な問題を抱える日本の医療。これらの問題の解決が期待される総合医とは。本書は、今後の医療体制における総合医の必要性を提言する一冊です。

■四六判／232頁1色　【平成23年発行】
■ISBN978-4-7846-0248-3　　本体 2,000円+税

目指そう、素敵な80代！

13421
よりよく老いる技術
―体験から学ぶ　老年学長寿法―

山本思外里　著

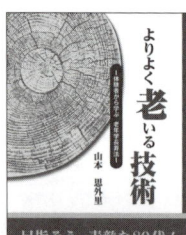

ライフスタイルを選択して病気や死という"地雷"を踏まずに60、70代を通り過ぎれば、あとは素敵な80代が待っている！　本書はその「上手な老い方・生き方」を極めて具体的に提案。これぞ、老年学を土台に老いを楽しむ、知恵者の長寿法。

■四六判／272頁
■ISBN978-4-7846-0253-7　　本体 1,500円+税

かんたん薬膳がゆで心身を癒す

13411
おかゆの力を信じなさい！

岡本清孝　著

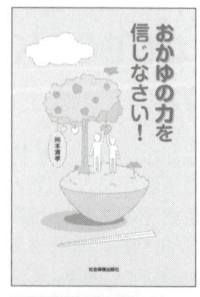

さまざまな体質や体調にあわせた食材を、基本の白がゆに加えてつくる簡単薬膳がゆを多数紹介。さらに、おかゆだけでは解決しない人には、近頃気になる漢方薬の正しい使い方までわかる便利な一冊です。

■四六判／208頁
■ISBN978-4-7846-0254-4　　本体 1,300円+税

株式会社　社会保険出版社
http://www.shaho-net.co.jp

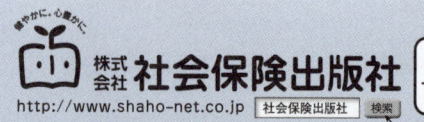

ご注文・お問い合わせ　本社 TEL.03(3291)9841
大阪支局 TEL.06(6245)0806　九州支局 TEL.092(413)7407

●監修・著者等の所属、肩書きは、刊行・改訂時のものです。
●この広告に掲載の価格は、特に記載のないものは税抜き表示となっております。代金ご請求時に消費税を加算させていただきます。